아들이 묻고 아버지가 답한
사상의학(四象醫學)

우리건강신서 5

아들이 묻고 아버지가 답한
사상의학(四象醫學)

허대동 • 편저

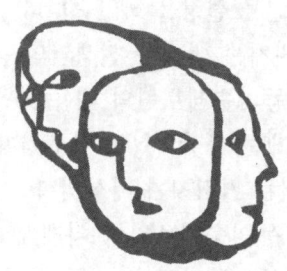

우리출판사

글에 들어가며

　최근에 한의학에 대하여 관심이 높아지고 있고, 이에 따라 일반인들이 공부하고자 해도 어려운 한자나 부족한 한의학 지식 때문에 쉽게 길을 찾지 못하고 있습니다.
　이런 점을 감안하여 대화체를 사용하여 쉽게 쓸려고 노력하였고, 한민족의 전통적인 공부가 가정에서부터 다시 꽃피워지기를 바라는 마음에서 아버지와 아들로 인물 설정을 하였습니다.
　이 책의 바탕이 된 원저는 이제마 선생님의 동의수세보원(東醫壽世保元)입니다. 이 글은 동의수세보원의 내용을 좀더 쉽게 풀어 다시 적은 것이고, 일반인들에게는 사상의학의 입문서가 될 것입니다.
　사상의학이란? 에서는 편저자가 사상의학에 대한 전반적인 면을 단편적으로 살펴보았고, 동의수세보원의 차례에 따라 처음에는 철학적 터를 닦는 성명론(性命論)을 적었고, 성품에 따라 사상인의 장부가 다르게 형성됨을 적은 사단론(四端論)을, 사단론의 내용을 좀더 확충한 확충론(擴充論)을, 심(心)을 몸의 주인으로 본 독창적인 장부론(臟腑論)을, 의학이 전해진 과정에서 뛰어난 의학자와 그들의 학설을 살펴본 의원론(醫源論)을, 다음에는 소음인, 소양인, 태음인, 태양인 순으로 병증상에 따른 치료법과 전체에 걸쳐 알맹이를 논한 범론(泛論)과 처방약재를 적었다. 마지막으로 널리 세상 사람을 구제할 만한 글을 적은 광제설(廣濟說)과 사상인의 외모와 성격을 파악해서 사상인을 구별하는 사상인(四象人) 변증론(辨證論)으로 되어 있습니다.

사상의학의 요점은 다음과 같습니다.

1. 사람의 체질과 성품을 깊이 탐구하여 넷으로 나누었다.
2. 이 네 가지 형상에 의거 병증과 약처방을 다르게 생각하였다.
3. 병 예방과 치료에 마음 다스림을 우선하였다.

사상의학은 이제 한의학 가운데에서도 으뜸이 되어 서서히 빛을 발하고 있습니다.

끝으로 부모님께, 우리 출판사 김동금 사장님, 그리고 직원 여러분들께 감사드립니다. 특히 평소 돌봐주신 여중·여종고 교직원 여러분들께, 교정을 도와주신 박성미, 문상철, 이영희, 이대현, 권종진, 이태곤 선생님께 감사드리며, 벗 정규에게도 고마운 마음을 전합니다. 아울러 가르침을 주신 박연용 한의원장님과 김태국 한의원장님께 감사드리며, 이런 인연의 꽃을 피우게 하신 한방서원의 김광세 선생님께 감사의 인사를 올립니다.

도시에서 혹은 이름없는 산골짜기에서 묵묵히 구도의 길을 걸어가는 모든 이들에게 이 책을 바칩니다.

1992년 11월
양산에서 편저자

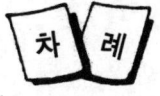

사상의학이란? ················ 9
성 명 론 ················ 19
사 단 론 ················ 25
확 충 론 ················ 31
장 부 론 ················ 43
의 원 론 ················ 53
소음인 신수열표열병론 ········ 61
소음인 위수한이한병론 ········ 71
소음인 범론 ················ 85
소음인 처방 ················ 97
소양인 비수한표한병론 ······· 117
소양인 위수열이열병론 ······· 135
소양인 범론 ················ 145
소양인 처방 ················ 159
태음인 위완수한표한병론 ····· 173
태음인 간수열이열병론 ······· 183
태음인 범론 ················ 191
태음인 처방 ················ 199
태양인 외감요척병론 ········· 209
태양인 내촉소장병론 ········· 211
태양인 처방 ················ 217
광 제 설 ················ 221
사상인 변증론 ·············· 231

사•상•의•학

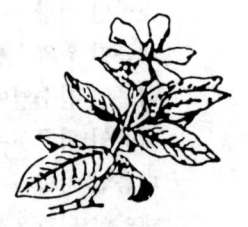

• **치자나무** •
꼭두서니과에 딸린
늘푸른 떨기나무.
열매는 '치자'라 하여 한의에서
이뇨제利尿劑로 쓰임.

사상의학(四象醫學)이란?

아　들 : 아버지! 지금 무슨 책을 읽고 계십니까?
아버지 : 〈동의수세보원(東醫壽世保元)〉이라는 책이지.
아　들 : 이 책은 어느 분이 쓰신 책입니까?
아버지 : 동무(東武) 이제마(李濟馬) 선생님이시지.
아　들 : 동무 선생님에 대해서 이야기해 주십시오.
아버지 : 그러지. 동무 이제마 선생님은 1836년 음력 3월 19일 함흥 반룡산 아래에서 태어나셨지. 관직으로는 현감을 잠시 지낸 적이 있었으나, 의학 연구, 저술 그리고 제자 교육으로 일생을 보내셨지. 또한 여러 불치의 병을 고치셨고, 1894~5년에 〈동의수세보원〉을 저술하셨으며, 1900년 음력 8월 21일에 돌아가셨지. 그분이 쓰신 책이 〈동의수세보원〉이고 이 책의 내용이며 학설이 사상의학이지.
아　들 : 이 책의 주된 내용인 사상의학의 대략적인 뜻은 무엇입니까?
아버지 : 인류가 창조 당시 이미 대소음양(大小陰陽) 사상인으로 형성되어 있음을 관찰하고 개개인의 성정(性情), 지재능(知才能), 식성(食性), 병리(病理)가 각각 다르므로 각 체질인을 잘 알아서 그 체질에 맞는 약을 사용해야 한다는 한의학(韓醫學)이야.

아　들 : 왜 한의학(韓醫學)이라고 강조하십니까?
아버지 : 우리는 우리의 좋은 것을 내버리고 흔히 외국에서 찾으려고
하지. 그런 잘못된 점을 고치고 한의학의 원류가 우리 민족임
을 강조하기 위해서, 특히 사상의학, 사암침술, 고려수지침
술, 체질침술 등 우리나라 사람이 창조한 의학을 주체적으로
말함이지.
아　들 : 또 성정(性情)이란 무엇입니까?
아버지 : 성(性)은 하늘의 이치[天理]가 인간 속에서 작용할 수 있는
성품, 즉 마음의 근본적인 천연(天然)의 본성을 말하고 정
(情)은 자기의 생존을 위해 육체적 생리로 일어나는 욕망적
인 심리를 가리키지.
아　들 : 사상이란 낱말은 어디에서 나왔습니까?
아버지 : 잘 들어두어라. 주역에 '태극(=1)이 양의(=2)를 낳고 양의
가 사상(=4)을 낳고 사상이 팔괘(=8)를 낳는다' 라고 되어
있단다.
아　들 : 좀더 구체적으로 양의와 사상에 대해 설명해 주십시오.
아버지 : 양의는 음·양을 말하고 사상은 태양·소음·소양·태음을
말하지. 그림을 그리면 다음과 같다.

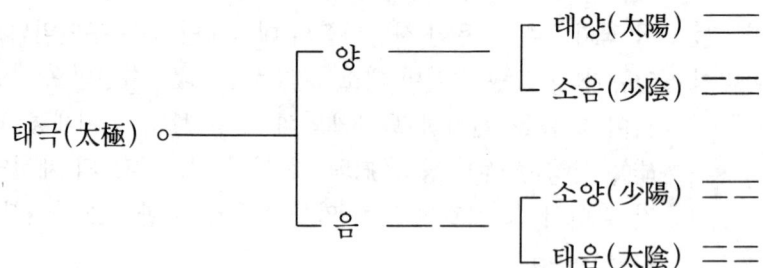

아　들 : 주역에 나온다는 말 중 1, 2, 4, 8이란 수는 무엇을 뜻하나요?

아버지 : 한국 철학에서 이런 기본 수가 여러 가지로 해석되어 우주와 인간의 신비를 알 수 있다고 보지. 즉 1은 절대성, 생명의 근원, 유교에서 "일이관지(一以貫之)"와 불교의 "만법귀일(萬法歸一)"을 뜻하고, 2는 상대성, 음과 양, 남성과 여성을 뜻하고, 4는 춘하추동, 동서남북, 수족사지, 전후좌우, A, B, O, AB 혈액형, 이목구비, 사상인을 나타내고, 8은 팔방, 팔면 등을 나타내지.

아　들 : 지금부터 사상의학에 대해 세밀히 알고 싶습니다. 4가지 유형으로 구분하는 기준은 무엇입니까?

아버지 : 다양한 기준에 의해서 다음 표와 같이 구분된다.

사상별 구 분	소음인	태음인	소양인	태양인
얼굴형	얼굴이 둥글며 미려하고 외모도 유순한 감이 있다. 백색이며 명랑하다.	얼굴이 좀 흐린 것 같다. 입술이 두껍고, 머리부분은 체격에 비하여 작은 편이다. 암흑색 안광은 항상 순한 빛이 나며 의젓해 보인다.	입술이 얇다. 아래턱이 빠르며, 간혹 둥글거나 적은 사람이 있다. 머리는 체격에 비하여 큰 편이고, 머리통이 앞뒤로 나와 있다. 안광이 있고 뻣뻣한 감이 있다.	얼굴은 원형이고 뚜렷하며, 보통 이상의 우세함을 가지고 있다.

피 부	안색은 백색이다. 피부가 유연하므로 겨울에도 피부가 갈라지지 않으며 여자는 미인이 많다.	안색은 약간 암흑색이다. 피부는 두껍고 건강해 보이며 여자는 미인이 적다.	안색은 백색에다 붉은 빛을 띠며 혹은 황색을 혼합한 자도 있다. 피부는 뻣뻣한 감이 있다.	백색이며 다소 수척하다.
체 격	가슴이 좁고 요부(腰部)가 둥글며 궁둥이가 넓다. 보행시에는 몸을 앞으로 숙인다. 대개는 작달막하나 간혹 장대한 사람도 있다. 손과 발이 차다.	폐소속(肺所屬)부위가 약해 보이고 배부위가 견실하다. 골격은 견실하며 신장은 건장 장대 하나 목덜미가 가늘다. 손발은 따뜻하다.	가슴은 넓고 두부가 좁다. 어깨는 평평하고 보행시 흔들기를 잘한다. 손발은 항상 뜨거운 편이며 음성이 가늘다.	뇌와 폐부위가 강대하고 목덜미가 굵으며 요부위는 가늘다. ＊태양인은 특히 적다.
식성관계	더운것을 좋아하며 맛있는 것을 골라서 먹기를 즐긴다. 닭고기·계란·염소·양고기 등은 보양된다.	무슨 음식이든지 가리지 않고 먹는다. 쇠고기·우유 등은 보양이 된다	찬 음식을 좋아한다. 돼지고기·개고기·냉면 등은 보양이 된다.	잉어·북어 등은 보양이 된다.
건강상태	모든 음식의 소화가 원활하면 무병하다.	땀이 많이 나면 무병하다.	배변상태가 원활하면 정상이다.	안색이 백색이고 대소변이 정상이며 양이 많으면 건강 상태이다.
병적상태	설사·소변 불량 증세가 있으면 속히 치료를 받아야 한다. 소화불량·요통·허한(虛汗) 등은 병증이다.	이질·급성위카타르일 때에는 속히 치료받아야 한다.	구토나 대변량이 많으면 속히 치료 받아야 한다. 대변곤란·구토·설사·코피·담혈은 병증이다.	요통이 오면 중병의 시초이다.

특 성				
	평소 호흡할 때 무의식 중에 긴 한숨을 쉰다. 혀신경이 발달하여 화술이 능하다. 대인 관계에 특징이 있고 교제술도 능하며 발명적인 재질도 있다. 집에 있기를 좋아하며 무슨 일이든지 뒤에 하려 하며 앞에 나서기를 싫어한다. 또 내외부 사정을 발표하지 않고는 견딜 수 없는 상태다. 여성적이며 희락적이다. 여자라면 가사를 침착하게 정리하며 애교성이 많다.	코 신경이 발달하여 후각이 예민하다. 말없이 실천하는 특징이 있고 언제나 침묵을 지키며 외부에 발표 또는 행동하기를 싫어한다. 경영에 우수한 자질이 있으며 또 자주력이 있고 어떤 곤란이 있어도 꿋꿋이 극복하여 나아가는 힘이 있어 처세술이 능란하다. 가정을 중하게 여기고 외교를 경솔히 하며 물욕심이 과다하다. 모든 일을 등한히 하고 교만심이 많다고 할 수 있다. 여자라면 애교가 적다.	시신경이 발달하여 사무에 민활하다. 성질이 강직하여 누구에게나 지기를 싫어하며 모험을 잘한다. 또한 의처증이 많으며 외부활동을 좋아하고 자기 의견을 발표하지 않으면 못 견딘다. 가정을 경솔하게 생각하고 명예심이 강하다. 책임감이 강하고 직무에 충실하며 성격이 강직하여 열변적이고 열정적이다. 사회에서는 지배적 지위에 있는 사람이 많다. 또 뽐내기를 잘한다.	듣는 신경이 특히 발달하여 뇌의 작용이 보통 사람보다 탁월하다. 창작력이 우수하며 대중을 지휘하는 기교 또는 그 힘이 강하다. 위인·영웅·호걸이 많고, 정직·충실·건전한 두뇌·후회심이 없고·인신공격심·욕심·불퇴성이 강하다. 교제가 민활하다. ✻유명한 사람이 아니면 오히려 무능력자가 된다.

아 들 : 위 도표에는 기본적인 개념이 없는 것 같습니다.
아버지 : 그렇지. 기본적 개념으로 태양인은 폐대간소(肺大肝小), 태음인은 간대폐소(肝大肺小), 소양인은 비대신소(脾大腎小), 소음인은 신대비소(腎大脾小)이지.
아 들 : 대·소라는 말은 단지 그 장이 크고 작다는 말입니까?
아버지 : 그런 뜻도 있고 그 장의 기능이 많고 적음도 있지.
아 들 : 그런데 이런 기준이 정확히 적용되나요?

아버지 : 아니 그렇지는 않지. 다만 잘 살펴보면 자기에게 많이 합당한 조건이 있지. 또 정말 불확실할 경우 자기 체질에 맞지 않는 약을 복용하면 구토, 설사 등이 나지. 그러면 그것으로 확실한 체질을 알 수 있지.

아　들 : 제일 궁금한 것이 혈액형과의 관계인데 어떻습니까?

아버지 : 내가 꼭 연구해야 될 부분이고 지금까지 확실히 연구된 것은 없고 단지 인산(仁山) 김일훈(金一勳) 선생님의 저서 〈신약(神藥)〉에 언급되어 있지. 태양인(대개 AB형), 태음인(대개 A형)은 본래부터 밀가루 음식을 즐기지 않고 그것이 소화도 잘 안되며 음식을 즐기며 소화가 잘되고 진한 인삼차를 복용해도 별 반응이 없는 사람, 소음인(대개 B형)은 본래부터 밀가루 음식을 즐기며 소화가 잘 되고 진한 인삼차를 먹으면 반응이 좋은 사람, 소양인(진성 O형)은 진한 인삼차를 먹으면 갖가지 부작용이 생기는 사람이지. 이렇게 구별하는 것은 방편이고 혈액형과의 관계는 더욱 연구가 필요하지.

아　들 : 아버지께서는 태음인이니까 저도 태음인이겠네요.

아버지 : 그렇지. 내가 태음인이고 너의 어머니가 태음인이니까 너도 태음인이지. 만약 어머니쪽이 소음인인 경우 자녀의 사상 체질 가능성은 태음, 소음 둘 중 하나이지.

아　들 : 아버지께서는 옛날에 축농증을 앓았다고 말씀하셨는데 태음인의 경우 폐가 적기 때문인가요?

아버지 : 그렇지. 또한 축농증에 의해서 시력이 나빠지게 되지. 그러면 각 체질인이 잘 걸리는 병을 알아 보자.

　　　　　태양인 - 간장질환, 소화불량, 식도경련증, 식도협착증, 각약(脚弱), 불임증 등.

           태음인 — 급성 폐렴, 기관지염, 천식, 심장병, 고혈압, 중풍,
                  습진, 종기, 두드러기, 대장염, 치질, 변비, 감기,
                  노이로제, 맹장염, 장티푸스, 황달, 문둥병 등.
           소양인 — 신장염, 방광염, 요도염, 조루증(정력 부족), 불임
                  증, 상습 요통, 협심증 등.
           소음인 — 소화 불량성 위염, 위하수증, 위산 과다증, 상습 복
                  통 등의 급만성 위장병, 우울증, 신경성 질환, 수
                  족냉증, 차멀미, 더위 타는 병, 설사, 추위 타는 병
                  등.
아 들 : 할아버지께서는 태음인이신데 왜 간과 위가 나쁩니까?
아버지 : 그건 태음인의 천성이 호탕한데 그것이 나쁜 쪽으로 성품이
       발휘되면 폭음을 하는 경우가 많게 되지. 그래서 처음 좋은
       간을 인위적으로 해치게 되는 것이지.
아 들 : 체질에 따라 약을 복용한다는 말씀을 좀 자세히 해주십시오.
아버지 : 너도 인삼을 알지. 인삼을 복용하게 되면 소음인에게는 강장
       제가 되어 복용하면 효과가 많으나 다른 체질에게는 적당하
       지 않지. 소음인이 설사의 증세가 있을 때 인삼을 복용한다면
       곧 특효가 있지만, 소양인 어린아이가 같은 증세로 인삼을 복
       용하면 그 증세가 더욱 심해지지.
아 들 : 이젠 어느 정도 윤곽이 잡혀옵니다. 그러면 음식도 구별해야
       건강한 생활을 할 수 있겠군요?
아버지 : 그렇지. 건강할 때는 상관이 없지만, 몸이 약할 때는 주의를
       해야지. 예를 들면 태음인의 경우 쇠고기가 특히 좋고 오징
       어, 잉어, 미역, 김이 좋지. 과일류로는 배, 밤, 호도, 감, 살
       구, 복숭아, 자두 등이 있고, 부적합한 음식으로는 계란, 닭고

기, 개고기, 돼지고기, 배추, 사과 등이 있지.
아 들 : 사상인에게 맞는 약과 보약이 될 만한 약을 얘기해 주십시오.
아버지 : 태음인의 약으로 녹용, 우황, 사향, 웅담, 맥문동, 천문동 등이고, 보약으로 녹용대보탕이고, 소음인의 약으로는 인삼, 부자, 계피 등이고, 보약으로는 보중익기탕이고, 소양인의 약으로는 숙지황, 생지황, 석고, 활석, 구기자 등이고, 보약으로는 육미지황탕이며, 태양인의 약으로는 오갈피, 포도근 등이 있지.
아 들 : 이런 것들이 한 알의 아스피린보다 못할 수 있지 않습니까?
아버지 : 그럴 수 있지. 아스피린은 감기, 몸살 등에 광범위하게 사용되는 해열제이지. 만약 이 약을 태음인이 감기약으로 복용하면 한 번 복용 직후에 효력을 보나, 소양인이 복용한다면 잠시 발한은 되지만 3~4시간 후 다시 열이 오르며 복약 전과 같이 불쾌감을 주는 한편 드물게 해소를 유발하고, 소음인이 장기간 복용하면 코피 또는 출혈을 하게 되어 부작용이 나타나게 되지. 이런 것들을 잘 알고, 삶에 적절하게 활용하는 것이 생활 속의 지혜라고 할 수 있단다.
아 들 : 병이 생겼을 때, 사상의학의 예를 말씀해 주십시오.
아버지 : 그러지. 감기 초기에 태음인일 경우 마황발표탕을, 소음인일 경우 천궁계지탕을, 소양인일 경우 형방패독산을 구별해서 써야지.
아 들 : 지금 약국에서 판매되고 있는 우황청심환과 기타 감기, 몸살 증상에 쓰이는 약에 대한 견해는 어떠하옵니까?
아버지 : 우황청심환은 중풍으로 인해서 사람을 알아보지 못한 경우, 정신이 혼미한 경우, 손과 발을 제대로 쓸 수 없는 경우, 공연

히 가슴이 울렁거리며 불안해 하는 증세, 잘 놀라는 증세에 쓰이는데 이 약은 태음인에게 처방해야만 한다. 소양인, 소음인 경우는 각각 다른 약 처방을 해야 부작용이 없게 되는 것이다. 나머지 감기 등에도 체질별로 약을 써야 효과가 있고 부작용이 없게 되는 것이다.

병 증	태음인	소음인	소양인
중풍에 응급치료	우황청심환	소합향원	형방지황탕
잘 놀랄 때	우황청심환	소합향원	육미지황탕

아 들 : 이 사상의학에서 가장 중요한 것은 무엇입니까?
아버지 : 우리 유·불·선을 닦은 모든 분들은 마음을 중요시했지. 동무 선생님께서도 모든 이들이 평온한, 깨끗한 마음을 가지고 있다면 질병을 막고 또 이길 수 있다고 말씀하셨지.
태양인 - 성내는 심정이 촉박하여 간을 해치기 쉬우며,
태음인 - 즐기는 심정이 촉박하여 폐를 해치기 쉬우며,
소양인 - 슬퍼하는 심정이 촉박하여 신장을 해치기 쉬우며,
소음인 - 기뻐하는 심정이 촉박하여 비장을 해치기 쉽다.
아 들 : 또 저는 동무 선생님께서 노장 철학을 깊이 있게 이해하신 것으로 생각합니다.
아버지 : 물론 깊이 이해하셨지. 우리 조상들 중 삶의 지혜를 깨달아 참된 길을 산 분들이 많지. 지금도 지혜로운 사람들은 끊임없이 한민족의 밝은 미래를 위해서 민족 문화를 닦고, 마음을 수양하고 있단다.
아 들 : 말씀 잘 들었습니다.

사・상・의・학

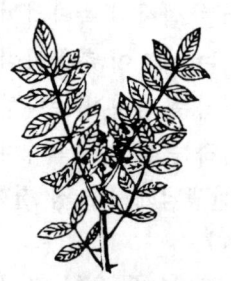

● 산초나무 ●
운향과에 딸린 갈잎 떨기나무.
한방에서 말린 열매를 '산초',
열매껍질은 '천초'라 하여
위약胃藥에 씀.

1. 성명론(性命論)

성명(性命)이란 인성(人性)과 천명(天命)을 말한다. 즉 만물이 제각기 가지고 있는 천부(天賦)의 성질을 말한다. 혹은 생명이나 수명의 뜻으로 사용된다.

아　들 : **사람·땅·하늘의 기본 바탕에는 무엇이 있습니까 ?**
아버지 : 네 가지가 있다.

| 지방(地方) | 인륜(人倫) | 세회(世會) | 천시(天時) |

지방이란 그 토지, 지역을 말한다. 즉 동서남북의 지역을 말한다. 인륜이란 군신·부자·부부 등의 인간관계를 말한다. 세회란 모든 세상에 존재해 있는 인간관계를 말한다. 천시란 낮과 밤, 추움과 더움 등 때를 따라 돌아가는 자연현상을 말하지.

아　들 : **인간 생활 여건에는 무엇이 있습니까 ?**

아버지 : 여기도 또한 네 가지가 있지.

| 거처(居處) | 당여(黨與) | 교우(交遇) | 사무(事務) |

거처란 사람이 있는 곳, 즉 인간생활의 거점을 말한다. 당여란 가까운 사람끼리 한편이 되어 모임을 말한다. 교우란 인간 상호의 교제관계를 말한다. 사무란 맡고 있는 직에 관련된 모든 것을 다루고 처리하는 활동을 말하지.

아　들 : 귀·눈·코·입과 천시·세회·인류·지방의 관계는 어떠합니까?

아버지 : 귀로는 천시를 듣고, 눈으로 세회를 보며, 코로는 인류를 맡고, 입으로는 지방을 맛보지.

아　들 : 폐·비·간·신은 사무·교우·당여·거처에 어떠합니까?

아버지 : 폐는 사무에 통달하고, 비는 교우에 합당하며, 간은 당여를 세워주고, 신은 거처를 안정시키지.

아　들 : 턱·가슴·배꼽·배가 인간의 일과 어떤 관련이 있습니까?

아버지 : 턱에는 주책(籌策)이 있고, 가슴에는 경륜(經綸)이 있으며, 배꼽에는 행검(行檢)이 있고, 배에는 도량(度量)이 있지. 주책이란 이해관계를 헤아려서 생각해낸 꾀를 말하며, 경륜이란 일을 조직적으로 잘 경영하는 것을 말하며, 행검이란 품행이 바르고 절도 있음을 말하며, 도량이란 마음이 너그러워 사물을 잘 포용하는 품성을 말하지.

아　들 : 머리·어깨·허리·볼기엔 무엇이 해당됩니까?

아버지 : 머리에는 지식과 견문(見聞)이 있고, 어깨에는 위엄이 있고, 허리에는 재간이 있고, 볼기에는 방략(方略)이 있지. 방략이

란 무슨 일을 하는 방법과 둘러대는 꾀를 말하는데, 즉 방법과 재략(才略)을 말한다.

아　들 : 인체를 구성하고 있는 각 부위는 무슨 일을 합니까?

아버지 : 귀·눈·코·입은 하늘을 관찰하는 것이고, 폐·비·간·신은 인체를 세워주는 것이고, 턱·가슴·배꼽·배는 그 지혜를 행하는 것이고, 머리·어깨·허리·볼기는 그 행동을 실행하는 것이다.

아　들 : 턱·가슴·배꼽·배에는 어떤 마음이 있습니까?

아버지 : 턱에는 교만한 마음이 있고, 가슴에는 자랑하는 마음이 있고, 배꼽에는 잘난 체하는 마음이 있고, 배에는 과장하는 마음이 있다.

아　들 : 머리·어깨·허리·볼기에는 어떤 마음이 있습니까?

아버지 : 머리에는 마음대로 하는 마음이 있고, 어깨에는 사치스러운 마음이 있고, 허리에는 게으른 마음이 있고, 볼기에는 욕심스런 마음이 있다.

아　들 : 인체를 구성하는 각 부위의 마음은 어떠합니까?

아버지 : 귀·눈·코·입은 더할 나위 없이 착한 것을 좋아하고, 폐·비·간·신은 더할 나위 없이 악한 것을 미워하지. 턱·가슴·배꼽·배는 더할 나위 없이 간사하고, 머리·어깨·허리·볼기는 더할 나위 없이 게으르다.

아　들 : 요순(堯舜) 임금의 인품에 도달하기 위해 보통 인간은 어떻게 해야 합니까?

아버지 : 사람들의 귀·눈·입·코가 착한 것을 좋아하는 마음은, 모든 사람들의 귀·눈·입·코를 따져봐도 요순이라고 해서 조금도 더할 것이 없다. 사람들의 폐·비·간·신이 악한 것을

미워하는 마음은, 요순의 폐·비·간·신을 가지고 따져 봐도 보통 사람이 조금도 적을 것이 없다. **사람마다 누구나 요순이 될 수 있다는 것이 바로 이 때문이다.** 사람들의 **턱·가슴·배꼽·배** 속에는 세상을 속여 보려는 마음이 항상 숨겨져 있다. 때문에 자기의 본심을 가지고, 자기의 본성을 양성한 뒤에라야 요순처럼 지혜가 있게 된다. 사람들의 **머리·어깨·허리·볼기** 밑에는 남을 속이려는 마음이 종종 간직되어 있다. 때문에 자기의 몸을 닦고 하늘의 명(命)을 세운 뒤에라야 요순처럼 행실이 있게 된다. **사람마다 누구나 요순이 될 수 있다는 것이 바로 이 때문이다.**

아　들 : 결국 마음을 다스리는 것은 곧 나 자신에게 있다는 것입니까?

아버지 : 그렇지. 사람들의 귀·눈·입·코는 하늘이니, 하늘은 지혜롭다. 사람들의 폐·비·간·신은 사람이니, 사람은 어질다. 나의 턱·가슴·배꼽·배는 저절로 내 마음이 되지만, 어리석음을 면치 못하니, 나의 어리석음을 면하는 것은 **바로 나에게 있다.** 나의 머리·어깨·허리·볼기는 저절로 내 몸이 되지만, 못난 것을 면치 못하니, 나의 못남을 면하는 것은 **바로 나에게 있다.**

아　들 : 동무(東武) 선생님께서는 도(道)와 덕(德)을 어떻게 생각하셨습니까?

아버지 : 남의 착한 행동을 좋아하면서, 자기도 역시 착한 일을 할 줄 아는 것은 지극한 성품의 덕이 있는 것이요, 남의 악한 행동을 미워하면서, 자기도 반드시 악한 일을 행하지 않는 것은 바른 **천명(天命)의 도(道)**이다. 지혜와 착한 행동이 계속되

면 그것이 바로 도덕(道德)이요, 도와 덕이 이루어지면 그것이 바로 인(仁)이요, 성(聖)이다. 그러니 도덕이란 다른 것이 아니라, **지혜와 행동**이요, 성품과 천명이 다른 것이 아니라, 바로 **지혜와 행동**인 것이다.

아 들 : 지혜를 가지고 성품을 말하는 것이 옳지만, 행동을 가지고 명(命)을 말하는 것은 무슨 뜻입니까?

아버지 : 명이란 하늘이 준 운명이니, 착한 행동을 하면 운명은 저절로 아름다워지고, 악한 행동을 하면 운명은 저절로 나빠질 것이다.

아 들 : 앞에서 말씀하신 것 중에 귀로 천시를 듣고, 눈으로 세회를 본다는 것은 옳지만, 코로 어떻게 인륜을 맡고, 입으로 어떻게 지방을 맛본단 말입니까?

아버지 : 인륜 사이에 있으면 남의 외모를 살피기도 하고, 모든 사람들의 재주와 행동이 현명한지 아닌지를 잠자코 살펴보기도 하니, 이것이 곧 냄새를 맡는 것이지. 또 지방에 살면서 모든 사람들의 생활에 끼치는 이해문제를 고루 맛보고 있으니, 이것이 곧 맛보는 것이지.

아 들 : 마음을 어떻게 하면 맑게 만들겠습니까?

아버지 : 그 마음을 가지고 있는 자는 그 마음을 책망해야 한다. 마음의 본체(本體)의 밝고 어두운 것이 비록 자연적으로 그렇게 되는 것 같지만, **마음을 책망하는 자는 맑아지고,** 책망하지 않는 자는 흐려지는 것이지.

아 들 : 오늘 말씀 잘 들었습니다.

사•상•의•학

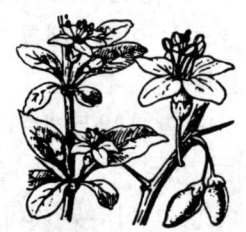

• 구기자나무 •
가지과에 딸린 갈잎 큰키나무.
열매는 구기자, 잎은 구기엽,
근피는 지골피地骨皮라 하여
한약재로 쓰임.

2. 사단론(四端論)

　여기서는 사상(四象)의 사단(四端)으로서 태음(太陰)·태양(太陽)·소음(少陰)·소양(少陽)을 말한다.

아　들 : 사람이 날 때 타고난 장부가 다르다고 하셨는데 각 사상인은 어떠합니까?
아버지 : 폐(肺)가 크고 간(肝)이 작은 자는 태양인(太陽人)이고,
　　　　 간(肝)이 크고 폐(肺)가 작은 자는 태음인(太陰人)이고,
　　　　 비(脾)가 크고 신(腎)이 작은 자는 소양인(少陽人)이고,
　　　　 신(腎)이 크고 비(脾)가 작은 자는 소음인(少陰人)이지.
아　들 : 사람의 치솟는 욕심 네 가지는 무엇입니까?
아버지 : 예의를 버리고 제 맘대로 행동하는 자를 예를 모르는 자라 하고,
　　　　 의리를 버리고 편안한 것만을 꾀하는 자를 게으른 자라 하고,
　　　　 지혜를 버리고 겉치레만 하는 자를 경박한 사람이라 하고,

어진 것을 버리고 몹시 욕심만 내는 자를 탐욕하는 사람이라 하지.

아 들 : 심(心)·폐·비·간·신과 태극(太極)·사상(四象)의 관계는 어떠합니까?

아버지 : **심은 중앙의 태극이요, 폐·비·간·신은 사유(四維)의 사상**이지. 중앙의 태극이라는 것은 성인의 태극이 뭇사람의 태극보다 높이 솟아 있는 것이고, 사유의 사상이라는 것은 성인의 폐·비·간·신과 서로 통하기 때문이지.

아 들 : 사유(四維)란 무엇을 말합니까?

아버지 : 사유란 건(乾)·곤(坤)·간(艮)·손(巽)의 네 방위를 말하는데 여기에서는 심(心)을 중앙의 태극으로 삼고, 폐·비·간·신을 사방의 방위로 설정한 것이지.

아 들 : 성인과 뭇사람들의 같은 점과 다른 점은 무엇입니까?

아버지 : 태음·태양·소음·소양의 장부가 네 가지로 같지 않지만, 한 가지 같은 점이 있으니 그것은 **천리의 변화로 된 것**이라는 점이야. 여기에 있어서는 성인이나 모든 사람이 다 마찬가지이지.

예절이 없는 자, 경박한 자, 탐욕이 있는 자, 게으른 자로 사람의 마음이 맑고 흐린 데에 네 가지로 다르고, 그 가운데에 만 가지로 다른 점이 있으니 그것은 **사람의 욕심의 넓고 좁음**이라는 것이다. 여기에 있어서는 성인이나 모든 사람이 다 다른 것이다.

아 들 : 모든 보통 사람들이 성인의 걱정거리가 되는 이유는 무엇입니까?

아버지 : 성인의 마음은 욕심이 없고, 모든 보통 사람의 마음은 욕심이

있으니, 성인이 하나의 욕심 없는 마음을 가지고 모든 보통 사람의 만 가지 욕심 속에 처하게 되기 때문이지.

아   들 : 성인과 보통 사람들 중 누가 뛰어난 재능을 가지고 있습니까?

아버지 : 천하의 모든 사람들의 장부도 성인의 장부와 같다. 그 재능도 또한 모두 성인의 재능이지. 사람들이 스스로 재능이 없다고 하는 것은 **마음을 맑고 밝게 다스리지 못하기 때문이지.** 재능의 우월은 없느니라.

아   들 : 호연지기(浩然之氣)와 호연지리(浩然之理)는 어디에서 나옵니까?

아버지 : **호연의 기운(浩然之氣)은 폐·비·간·신에서 나오고, 호연의 이치(浩然之理)는 마음에서 나올 것이요,** 마음의 욕심을 밝게 분별하여 판단한다면 호연지리가 여기서 나올 것이야.

아   들 : 성인의 마음에 욕심이 없다고 한 것은 노자의 청정(淸淨)과 부처님의 적멸(寂滅)을 말합니까?

아버지 : 그것을 말함이 아니야. 성인의 마음에 욕심이 없다고 한 것은 **천하가 잘 다스려지지 않는 것을 깊이 걱정하는 것이야.** 지금은 그런 걱정을 너무 많이 할 때라서 안타까울 뿐이지. 또 욕심이 없는 성인이란 배우기를 싫어하지 않고, 가르치기를 게을리 하지 않는 분을 말하지.

아   들 : 태양인의 장부가 「폐는 크고, 간은 작게」 만들어지는 이유는 무엇입니까?

아버지 : **태양인은 슬퍼하는 성품을 잘 다스리지만, 노여워하는 성품은 매우 급하다.** 슬퍼하는 성품이 멀리 사라지면 기운이 폐로 들어가 폐는 더욱 성해지고, 노여워하는 성품이 몹시 급하면

기운이 간을 격동시켜서 간이 더욱 쇠약해지기 때문이지.

아　들 : 소양인의 장부가 「비는 크고, 신은 작게」 만들어지는 이유는 무엇입니까?

아버지 : **소양인은 노여워하는 성품을 넓게 가지며 잘 다스리지만, 슬퍼하는 성품은 매우 급하다.** 노여워하는 성품을 넓게 가지면 기운이 비로 가서 비는 더욱 성해지고, 슬퍼하는 성품이 몹시 급하면 기운이 신을 격동시켜 신이 더욱 쇠약해지기 때문이지.

아　들 : 태음인의 장부가 「간은 크고, 폐가 작게」 만들어지는 이유는 무엇입니까?

아버지 : **태음인은 기뻐하는 성품이 넓게 퍼지며 잘 다스리지만, 즐거워하는 성품은 몹시 급하다.** 기뻐하는 성품이 넓게 퍼지며 잘 다스려지면 기운이 간으로 가게 되므로 간은 더욱 성해지고, 즐거워하는 성품이 몹시 급하면 기운이 폐를 격동시켜 폐는 더욱 쇠약해지기 때문이다.

아　들 : 소음인의 장부가 「신은 크고, 비는 작게」 만들어지는 이유는 무엇입니까?

아버지 : **소음인은 즐거워하는 성품이 깊고 굳세며 잘 다스리지만, 즐거워하는 성품은 몹시 급하다.** 즐거워하는 성품이 깊고 굳세면 기운이 신으로 들어가게 되므로 신은 더욱 성해지고, 기뻐하는 성품이 몹시 급하면 비를 격동시켜 비는 더욱 쇠약해지기 때문이지.

아　들 : 폐·간과 비·신의 하는 일은 무엇입니까?

아버지 : 폐는 기(氣)를 밖으로 내보내고, 간은 진액(津液)을 흡수하나니, 폐와 간은 기와 진액을 보내고 들이는 문이다. 비는

물·음식물을 받아들이고, 신은 정액을 밖으로 보내니, 비와 신은 물·음식물과 정액을 받아들이고 밖으로 보내는 창고이지.

아　들 : 슬퍼하고, 노여워하고, 기뻐하고, 즐거워하는 기운의 흐름은 어떠합니까?

아버지 : 슬퍼하고 노여워하는 기운은 위로 올라가고, 기뻐하고 즐거워하는 기운은 아래로 내려간다. **위로 올라가는 기운이 지나치게 많고 보면 하초(下焦)가 상하고, 아래로 내려가는 기운이 지나치게 많고 보면 상초(上焦)가 상하지.** 상초는 뒷등 위와 앞가슴의 이상을, 하초는 허리 척추 밑을 말함이지.

아　들 : 이 네 가지 기운을 음(陰)·양(陽)에 배치하면 어떻게 됩니까?

아버지 : 슬퍼하고 노여워하는 기운은 양이니, 이것이 순하게 움직이면 순하게 위로 올라가고, 기뻐하고 즐거워하는 기운은 음이니 이것이 순하게 움직이면 순하게 아래로 내려가게 되지.

아　들 : 이 네 가지 기운이 치우치면 폐·비·간·신에 어떤 영향을 미칩니까?

아버지 : 슬퍼하고 노여워하는 기운이 한꺼번에 위로 올라가 치우치게 되면 간·신이 상하고, 기뻐하고 즐거워하는 기운이 한꺼번에 아래로 내려가 치우치게 되면 비·폐가 상하게 되지.

아　들 : 좀더 구체적으로 심적 상태의 치우침이 인체를 해치게 되는 과정을 말씀해 주십시오. 먼저 자주 노여워할 경우는 어떠합니까?

아버지 : 자주 노여워했다 가라앉혔다 하면, 허리와 갈빗대가 자주 죄여졌다 풀려졌다 할 것이다. 허리와 갈빗대는 간이 붙어 있는

곳이니, 허리와 갈빗대가 죄여졌다 풀려졌다 하여 안정돼 있지 않고 보면 간이 어찌 상하지 않겠느냐.

아 들 : 금시에 기뻐했다가 금시에 그 기쁨을 거둔다면 어떠합니까?

아버지 : 가슴과 겨드랑이가 갑자기 넓어졌다가 좁아졌다가 하면, 그 곳에 있는 비가 어찌 상하지 않겠느냐.

아 들 : 졸지에 슬퍼했다가 졸지에 그 슬픔을 그치게 되면 어떠합니까?

아버지 : 등성마루 굽은 곳이 졸지에 굽어졌다가 졸지에 펴지면, 신이 있는 곳이니, 신이 어찌 상하지 않겠는가.

아 들 : 여러 번 즐거워했다 여러 번 즐거움을 잃어버리면 어떠합니까?

아버지 : 등뼈가 갑자기 들렸다가 갑자기 억눌릴 것이다. 등뼈는 폐가 붙어 있는 곳이니 폐가 어찌 상하지 않겠는가.

아 들 : 사상인이 경계해야 할 마음은 무엇입니까?

아버지 : 태양인에게는 몹시 노여워함과 깊은 슬픔이 있으니 경계해야 하며, 소양인에게는 갑자기 슬퍼함과 깊이 노여워함이 있으니 경계해야 하고, 태음인은 함부로 즐김과 깊이 기뻐함을 경계해야 하며, 소음인은 지나친 기쁨과 깊은 즐거움을 경계해야 하지.

아 들 : 이 세상 사람들이 희로애락을 함부로 나타내고 지나치게 움직이는 것은 어떤 이유로부터입니까?

아버지 : 그들 모두가 몸가짐을 성실하게 하지 않거나 사람들을 밝게 알지 못하기 때문이다. 사람을 밝게 안다는 것은 사람의 인력과 능력 등을 잘 알아 사람을 쓰는 것을 말하며, 몸가짐을 성실하게 한다는 것은 자기 정성을 반성해 보는 것이지.

아 들 : 희(喜)·노(怒)·애(哀)·락(樂)이 상호 어떤 관계가 있습니까?

아버지 : 슬픔과 노여움은 서로 이루어지고 기쁨과 즐거움은 서로 도와준다.
슬픈 성정이 한 끝에 이르면 노여운 성정이 움직이게 되고,
노여운 성정이 한 끝에 이르면 슬픈 성정이 움직이게 되고,
즐거운 성정이 한 끝에 이르면 기쁜 성정이 움직이게 되고,
기쁜 성정이 한 끝에 이르면 즐거운 성정이 움직이게 되지.

아 들 : 각 사상인과 희·노·애·락은 어떤 관계에 있습니까?

아버지 : 태양인이 슬픔이 지극해서 이를 그치지 못하고 보면, 분함과 노여움이 밖으로 튀어나오고, 소양인이 노여움이 지극해서 이를 이기지 못하면, 슬픔이 가슴속에 움직이게 마련이지. 소음인이 즐거움이 지극한데 이를 이루지 못하면, 기뻐하고 좋아하는 마음이 안정되지 못하고, 태음인이 기쁨이 지극한데 이를 가라앉히지 못하면, 사치하고 즐거워하는 마음이 끝이 없을 것이야. 이렇게 마음이 움직이는 자는 마치 칼날로 4가지 장을 끊는 것과 같으니, 한 번 크게 움직이고 보면 10년이 가도 회복되기 어려울 것이야. 이에 죽고 사는 것과 오래 살고 일찍 죽는 것이 있지. 지혜로운 자는 마땅히 알아 명(命)을 보존해야 하리.

아 들 : 실로 사람된 자로서 필히 삼가해야 하는 것은 무엇입니까?

아버지 : 태음·태양·소음·소양의 창자가 길고 짧은 것은 음양이 변화한 것이지. 천품으로 이미 정해진 것에 대해서는 실로 의논할 것이 없거니와, 천품이 이미 정해진 이외에도 또 짧고 긴 것이 있어서 그 천품을 온전히 하지 못하는 자는 인사(人事)

를 잘 닦고 못 닦는 것에 따라 숙명(宿命)도 기울어뜨릴 수도 있으니 필히 삼가해야 하지.

아　들 : 억지로 거짓 감정을 지어내는 것도 또한 어떠합니까?

아버지 : 태양인·소양인이 억지로 기쁨과 즐거움을 꾸며서 헛되게 움직여 따르지 못하게 되어도 못쓴다. 만일 억지로 기쁨과 즐거움을 꾸며서 번거롭게 자주 나타내고 보면, 기쁨과 즐거움이 진정에서 나오지 않을 뿐만 아니라, 슬픔과 노여움도 더욱 치우치게 되지. 태음인·소음인이 억지로 슬픔과 노여움을 꾸며서 헛되게 움직여 따르지 못하게 되어도 못쓴다. 만일 억지로 슬픔과 노여움을 꾸며서 번거롭게 자주 나타내고 보면, 슬픔과 노여움이 진정에서 나오지 않을 뿐만 아니라, 기쁨과 즐거움도 더욱 치우치게 되지.

아　들 : 중(中)과 화(和)란 무엇을 말합니까?

아버지 : 희로애락이 아직 나타나지 않는 것을 중(中)이라 말하고, 나타나기는 해도 모두가 절도에 맞는 것을 화(和)라고 말한다. 희로애락이 나타나지 않았는데도 이를 항상 경계하는 자야말로 점점 중(中)에 가까워지게 되는 것이지. 희로애락이 이미 나타난 뒤에 스스로 반성하는 자야말로 점점 절도에 가까워지게 되는 것이지.

아　들 : 오늘 말씀 감사합니다.

3. 확충론(擴充論)

확충이란 확대하여 가득 채우는 것을 말한다. 인의예지의 본성은 사람의 마음에 구비되어 있는데 이것을 넓혀서 완전하게 해야 한다는 맹자의 말에서 나온 것. 여기에서의 확충론이란 앞의 사단론(四端論)의 확충인 동시에, 성명론(性命論)과 결부시켜서 전개시키는 사상설(四象說)이다.

아　들 : 각 사상인이 사람・땅・하늘의 기본 바탕(지방, 인륜, 세회, 천시)과 인간의 모든 일들(거처, 당여, 교우, 사무)의 관련성을 알고 싶습니다. 먼저 태양인은 어떠합니까?
아버지 : 태양인에게 슬퍼하는 성정이 흩어진다는 것은 태양인의 귀가 천시(天時)를 살펴서, 여러 사람들이 서로 속이고 있는 것을 슬프게 여기는 것이니, 슬퍼하는 성정이란 다름아니라 바로 듣는 것이다. 노여워하는 성정이 몹시 급하다는 것은 태양인의 비가 교우(交遇: 사람들을 사귀기를 좋아함)를 행하여, 다른 사람이 자기를 업신여기고 있는 것을 노여워하는 것이지.

아　들 : 소양인은 어떠합니까?

아버지 : 소양인이 노여워하는 성정을 널리 포용한다는 것은 소양인의 눈이 세회(世會)를 살펴서, 모든 사람들이 서로 깔보고 있는 것을 노여워하는 것이니, 노여워하는 성정이란 다름아니라 바로 보는 것이다. 슬퍼하는 성정이 몹시 급하다는 것은 소양인의 폐가 사무(事務)를 행할 때 다른 사람이 자기를 속이는 것을 슬퍼하는 것이지.

아　들 : 태음인은 어떠합니까?

아버지 : 태음인의 기뻐하는 성정이 널리 퍼진다는 것은 태음인의 코가 인륜(人倫)을 살펴서 모든 사람들이 서로 돕는 것을 기뻐하는 것이니, 기뻐하는 성정이란 다름아니라 바로 냄새를 말하는 것이지. 즐거워하는 성정이 몹시 급하다는 것은 태음인의 신이 거처(居處)를 보살필 때, 다른 사람들이 자기를 보호해 주는 것을 즐거워하는 것이지.

아　들 : 소음인은 또한 어떠합니까?

아버지 : 소음인의 즐거워하는 심정이 깊고 확실하다는 것은 소음인의 입이 지방(地方)을 살펴서, 모든 사람들이 서로 보호하는 것을 즐거워하는 것이니, 즐거워하는 성정이란 다름아니라 바로 맛보는 것이다. 기뻐하는 성정이 몹시 급하다는 것은 소음인의 간이 당여(黨與)에 관여할 때, 다른 사람들이 자기를 돕는 것을 기뻐하는 것이지.

아　들 : 각 사상인의 귀·눈·입·코가 천시·인륜·세회·지방과 어떤 관계가 있습니까?

아버지 : 태양인의 귀는 천시에 넓게 통하지만, 태양인의 코는 인륜에 넓게 통할 수 없고, 태음인의 코는 인륜에 넓게 통하지만, 태

음인의 귀는 천시에 넓게 통할 수 없고, 소양인의 눈은 세회에 넓게 통하지만, 소양인의 입은 지방에 넓게 통할 수 없고, 소음인의 입은 지방에 넓게 통하지만, 소음인의 눈은 세회에 넓게 통할 수 없지.

아 들 : 각 사상인의 폐·비·간·신이 거처·당여·교우·사무와 어떤 관계가 있습니까?

아버지 : 태양인의 비는 교우에 용맹스럽게 통합할 수 있지만, 태양인의 간은 당여에 바르게 설 수 없지. 소음인의 간은 당여에 바로 설 수 있지만, 소음인의 비는 교우에 용맹스럽게 통합할 수 없지.

소양인의 폐는 사무에 민첩하고 통달할 수 있지만, 소양인의 신은 거처에 항상 안정할 수 없지. 태음인의 신은 거처에 항상 안정하지만, 태음인의 폐는 사무에 민첩하고 통달할 수 없지.

아 들 : 각 사상인의 폐·비·간·신이 신(神)·혈(血)·기(氣)·정(精)과 어떤 관계가 있습니까? 태양·태음인은 어떠합니까?

아버지 : 태양인이 듣는 것은 천시(天時)에 넓게 통하기 때문에 태양인의 신(神)은 두뇌에 충족하여 폐로 돌아가는 것이 많고, 태양인이 냄새를 맡는 것은 인륜에 넓게 통하지 못하기 때문에 태양인의 피(血)는 허리에 충족하지 못하여 간으로 돌아가는 것이 적다. 태음인이 맡는 냄새는 인륜에 넓게 통하기 때문에 태음인의 피(血)는 허리에 충족하여 간으로 돌아가는 것이 많고, 태음인이 듣는 것은 천시에 넓게 통하지 못하기 때문에 태음인의 신(神)은 두뇌에 충족하지 못하여 폐로 돌

아가는 것이 적다.
아　들 : 소양·소음인은 또한 어떠합니까?
아버지 : 소양인이 보는 것은 세회(世會)에 넓게 통하기 때문에 소양인의 기(氣)는 등뼈에 충족하여 비로 돌아가는 것이 많고, 소양인이 맛보는 것은 지방에 넓게 통하지 못하기 때문에 소양인의 정(精)은 방광에 총족하지 못하여 신으로 돌아가는 것이 적다. 소음인이 맛보는 것은 지방(地方)에 넓게 통하기 때문에 소음인의 정(精)은 방광에 충족하여 신으로 돌아가는 것이 많고, 소음인이 보는 것은 세회에 넓게 통하지 못하기 때문에 소음인의 기(氣)는 등뼈에 충족하지 못하여 비로 돌아가는 것이 적다.
아　들 : 각 사상인의 감정이 거처·당여·교우·사무에 처하여 어떤 점에서 잘하고 못하고 합니까? 먼저 태양인과 소음인에 관해서 말씀해 주십시오.
아버지 : 태양인의 노여움은 교우(交遇)에 대하여 용감히 통솔하기 때문에 교우하는 사람들이 자기를 업신여기지 않고, 태양인의 기뻐함은 당여(黨與)에 대하여 바르게 서지 못하기 때문에 당여들이 자기를 업신여긴다. 그렇기 때문에 **태양인의 갑자기 노여워하는 것은 교우에 있지 않고 반드시 당여에 있는 것이다.** 소음인의 기뻐함은 당여에 대하여 바르게 서기 때문에 당여가 자기를 도와주고, 소음인의 노여움은 교우를 용감히 통솔하지 못하기 때문에 교우들이 자기를 도와주지 않는다. 그렇기 때문에 **소음인이 함부로 기뻐하는 것은 당여에 있지 않고 반드시 교우에 있는 것이다.**
아　들 : 또 소양인과 태음인은 어떠합니까?

아버지 : 소양인의 슬퍼하는 것은 사무에 민첩하고 통달하기 때문에 사무는 자기를 속이지 않고, 소양인의 즐거움은 거처에 항상 안정되어 있지 않기 때문에, 거처가 자기를 속이게 된다. 그렇기 때문에 **소양인의 갑자기 슬퍼하는 것은 사무에 있지 않고 반드시 거처에 있는 것이지.** 태음인의 즐거움은 항상 거처에 안정되어 있기 때문에 거처가 자기를 보호해 주고, 태음인의 슬픔은 사무를 민첩하게 통달하지 못하기 때문에 사무가 자기를 보호해 주지 않는다. 그렇기 때문에 **태음인이 함부로 즐거워하는 것은 거처에 있지 않고 반드시 사무에 있는 것이지.**

아 들 : 거처·당여·교우·사무에 처하여 어떻게 감정을 조절해야 하며, 조절하지 못하면 어떤 결과가 발생됩니까?

아버지 : 태양인의 교우는 노여움으로 다스릴 수 있지만, 당여를 노여움으로 다스려서는 안된다. 만일 노여움을 당여에 옮기고 보면, 당여에 유익함이 없을 뿐 아니라 간이 상하게 된다. 소음인의 당여는 기쁨으로 다스릴 수 있지만, 교우를 기쁨으로 다스려서는 안된다. 만일 기쁨을 교우에 옮기고 보면, 교우에 유익함이 없을 뿐 아니라 비가 상하게 된다. 소양인의 사무는 슬픔으로 다스릴 수 있지만, 거처는 슬픔으로 다스려서는 안된다. 만일 슬픔을 거처에 옮기고 보면, 거처에 유익함이 없을 뿐 아니라 신이 상하게 된다. 태음인의 거처는 즐거움으로 다스릴 수 있지만, 사무는 즐거움으로 다스려서는 안된다. 만일 즐거움을 사무에 옮기고 보면, 사무에 유익함이 없을 뿐 아니라 폐가 상하게 된다.

아 들 : 각 사상인의 **성품과 기질**은 어떠합니까?

아버지 : 태양인의 성품과 기질은 항상 앞으로 나가려 하고 물러서려 하지 않으며, 소양인의 성품과 기질은 항상 움직이려 하고 가만히 있으려 하지 않으며, 태음인의 성품과 기질은 항상 고요하려 하고 움직이려 하지 않으며, 소음인의 성품과 기질은 항상 거처에 있으려 하고 밖으로 나가려 하지 않지.

아　들 : 각 사상인이 자신을 돌이켜 생각해 보아 모자람이 있으면, 어떻게 됩니까?

아버지 : 태양인의 앞으로 나아가는 것은 그 역량이 앞으로 나갈 만하지만, 스스로 자신의 재주를 돌이켜보아서 그 재주가 씩씩하지 못하면 앞으로 나갈 수 없는 것이다. 소양인의 행동은 그 역량이 행동할 만하지만, 스스로 자신의 힘을 돌이켜보아서 그 힘이 확실하지 못하면 행동할 수 없는 것이다. 태음인의 고요함은 그 역량이 고요할 만하지만, 스스로 자신의 지혜를 돌이켜보아서 그 지혜를 두루 알지 못하면 고요할 수 없는 것이다. 소음인의 거처해 있는 것은 그 역량이 거처해 있을 만하지만, 스스로 자신의 계획을 돌이켜보아서 그 계획이 넓지 못하면 거처해 있을 수 없는 것이다.

아　들 : 각 사상인의 **감정과 기질**은 어떠합니까?

아버지 : 태양인의 감정과 기질은 항상 남성적인 것이 되고자 하고 여성적인 것이 되려고 하지 않으며, 소음인의 감정과 기질은 항상 여성적인 것이 되고자 하고 남성적인 것이 되려고 하지 않으며, 소양인의 감정과 기질은 항상 밖에서 이기고자 하고 안에서 지키려 하지 않으며, 태음인의 감정과 기질은 항상 안에서 지키려 하고 밖에서 이기려 하지 않지.

아　들 : 각 사상인의 감정과 기질은 바르게 발휘되기 위해서 어떠해야 합니까?

아버지 : 태양인은 비록 수컷이 되기를 좋아하지만, 또한 때로는 여성적인 것이 되는 것도 마땅하다. 만일 전적으로 남성적인 것만을 좋아한다면 멋대로 구는 마음이 지나칠 것이다. 소음인은 비록 여성적인 것을 좋아하지만, 또한 때로는 남성적인 것이 되는 것도 마땅하다. 만일 전적으로 여성적인 것이 되는 것만을 좋아한다면 편안한 것만을 구하는 마음이 반드시 지나치게 될 것이다. 소양인은 비록 밖에서 이기고자 하지만, 또한 때로는 안에서 지키는 것도 마땅하다. 만일 전적으로 밖에서 이기는 것만 좋아한다면 편벽되고 사사로운 마음이 반드시 지나칠 것이다. 태음인은 비록 안에서 지키는 것을 좋아하지만, 또한 밖에서 이기는 것도 마땅하다. 만일 전적으로 안에서 지키는 것만 좋아한다면 물욕을 탐하는 마음이 반드시 지나칠 것이다.

아 들 : 각 사상인의 자질이 비록 모자랄지라도 어느 방면에 잘할 수 있습니까?

아버지 : 태양인은 어리석어도 그 성품이 뚜렷하여 남을 맞아들이는 듯하고, 못났어도 남의 착하고 악한 것을 또한 잘 아는 것이다. 소양인은 어리석어도 그 성품이 크고 넓어서 남을 존경할 줄 알고, 못났어도 남의 지혜롭고 어리석은 것을 또한 잘 아는 것이다. 태음인은 어리석어도 그 성품이 남보다 우뚝 솟아 남을 가르치고 유도할 줄 알고, 못났어도 남의 부지런하고 게으른 것을 또한 잘 아는 것이다. 소음인은 어리석어도 그 성품이 평범해서 사람을 달래어 따르게 할 줄 알고, 못났어도 남의 능하고 능하지 못한 것을 또한 잘 아는 것이야.

아 들 : 태양인이 교우, 당여와 어떤 연관성이 있습니까?
아버지 : 태양인은 남과 교우하는 것을 부지런히 하며 삼가한다. 때문에 항상 생소한 사람과 교우하기를 걱정하는, 노여워하는 마음이 있다. 이 마음은 떳떳하게 타고난, 남을 공경하는 마음에서 나오는 것이므로 이는 지극히 착한 것이다. 그러나 당여에 대해서는 경솔히 여기기 때문에 매양 자기와 가까운 당여인(黨與人) 때문에 모함을 받아, 치우친 노여움으로 해서 간이 상한다. 이것은 그의 사람을 가려서 사귀는 마음이 넓지 못하기 때문이지.
아 들 : 소음인이 교우, 당여와 어떤 연관성이 있습니까?
아버지 : 소음인은 당여를 삼가하기 때문에 항상 자기와 친숙한 당여인을 가려서 사귀는 것을 기뻐하는 마음이 있다. 이 마음은 떳떳하게 타고난, 남을 존경하는 마음에서 나오는 것이므로 이는 지극히 착한 것이다. 그러나 교우에 대하여 경솔하기 때문에 매양 생소한 교우인의 속임을 받아, 치우친 기쁨으로 해서 비가 상한다. 이것은 그의 걱정을 근심하는 마음이 두루 생각하지 못하기 때문이지.
아 들 : 소양인이 사무, 거처와 어떤 연관성이 있습니까?
아버지 : 소양인은 사무를 소중히 여기기 때문에 항상 밖으로 나가서 사무를 일으키는 슬퍼하는 마음이 있다. 이 마음은 떳떳하게 타고난, 남을 공경하는 마음에서 나오는 것이므로 이는 지극히 착한 자인 것이다. 그러나 그 거처에 삼가하지 않기 때문에 매양 집안 일을 중히 여겨 거처를 마련해 주는 사람의 모함에 빠져서, 치우친 슬픔으로 해서 신이 상한다. 이것은 그가 밖의 일을 소중하게 여기고 집안 일을 경솔하게 여기기 때

문이다.
아 들 : 태음인이 사무, 거처와 어떤 연관성이 있습니까?
아버지 : 태음인은 거처를 소중히 여기기 때문에 항상 집안을 중히 여겨 거처를 마련하는 즐거운 마음이 있다. 이 마음은 떳떳하게 타고난, 남을 공경하는 마음에서 우러나오는 것이므로 이는 지극히 착한 것이다. 그러나 그 사무에 삼가하지 않기 때문에 매양 밖으로 나가서 사무를 일으키는 사람의 속임을 받아서, 치우치게 즐거워하는 마음으로 해서 폐가 상한다. 이것은 그가 안을 소중히 여기고 밖을 경솔히 여기기 때문이지.
아 들 : 각 사상인이 경계해야 할 마음은 무엇입니까? 턱·가슴·배꼽·배와 관련해서 말씀해 주십시오.
아버지 : 태음인의 턱은 마땅히 교만한 마음을 경계해야 할 것이다. 태음인의 턱에 만일 교만한 마음이 없다면, 세상에 둘도 없는 주책(籌策)이 반드시 여기에 있을 것이다. 소음인의 가슴은 마땅히 잘난 체하는 마음을 경계해야 할 것이다. 소음인의 가슴에 만일 잘난 체하는 마음이 없다면, 세상에 둘도 없는 경륜(經綸)이 여기에 있을 것이다. 태양인의 배꼽은 마땅히 자기를 자랑하는 마음을 경계해야 할 것이다. 태양인의 배꼽에 만일 자기를 자랑하는 마음이 없다면, 세상에 둘도 없는 행검(行檢)이 반드시 여기에 있을 것이다. 소양인의 배는 마땅히 과장하는 마음을 경계해야 할 것이다. 소양인의 배에 만일 과장하는 마음이 없다면, 세상에 둘도 없는 도량(度量)이 반드시 여기에 있을 것이야.
아 들 : 머리·어깨·허리·볼기와 관련해서 각 사상인이 경계해야 할 마음은 무엇입니까?

아버지 : 소음인의 머리는 마땅히 남의 것을 빼앗으려는 마음을 경계해야 할 것이다. 소음인의 머리에 만일 남의 것을 빼앗으려는 마음이 없다면 대인(大人)의 식견(識見)이 반드시 여기에 있을 것이다. 태음인의 어깨는 마땅히 사치스러운 마음을 경계해야 할 것이다. 태음인의 어깨에 만일 사치스러운 마음이 없다면, 대인의 위의(威儀)가 반드시 여기에 있을 것이다. 소양인의 허리는 마땅히 게으른 마음을 경계해야 할 것이다. 소양인의 허리에 만일 게으른 마음이 없다면, 대인의 재간(才幹)이 반드시 여기에 있을 것이다. 태양인의 볼기는 마땅히 도둑질하는 마음을 경계해야 할 것이다. 태양인의 볼기에 만일 도둑질하는 마음이 없다면, 대인의 방략(方略)이 반드시 여기에 있을 것이다.

아　들 : 말씀 잘 들었습니다.

4. 장부론(臟腑論)

　아들이 조심스럽게 문을 열고 들어와 아버지 앞에 앉아서 오늘 배울 공부를 준비하였다. 둘은 우리 얼을 배운다는 느낌을 가지고 의학에 임해서인지 방안에는 아름다운 향기가 감돌았다.

아　들 : 아버지! 오늘 배울 내용은 무엇입니까?
아버지 : 장부론(臟腑論)이란다. 먼저, 5장 6부란 무엇인지 아느냐?
아　들 : 5장은 심(心), 간(肝), 비(脾), 폐(肺), 신(腎)을 말하며, 6부는 소장(小腸), 담(膽), 위(胃), 대장(大腸), 방광(膀胱), 삼초(三焦)를 말합니다.
아버지 : 잘했다. 사상의학적 견지에서 바라보는 장부론은 독자적이야. 일반적 이론으로는 장과 부의 관계가치를 상대적으로 말하였지만, 동무(東武) 선생님께서는 **장은 인체 생리기능의 원동력으로, 부는 장에 소속되어 있다고 보셨어. 또한 심(心)을 몸의 주(主)로 두었다.**
아　들 : 각 장부의 위치를 알고 싶습니다.

아버지 : 폐와 위완은 상초(上焦)에,
비와 위는 중상초(中上焦)에,
간과 소장은 중하초(中下焦)에,
신과 대장은 하초(下焦)에 있지.

상초	폐(肺)
	위완(식도와 기관지)
중상초	비(脾)
	위(胃)
중하초	간(肝)
	소장(小腸)
하초	신(腎)
	대장(大腸)

아 들 : 상초, 중상초, 중하초, 하초는 어디를 말합니까?
아버지 : 상초는 뒷등 위와 앞가슴 위 이상을, 중상초는 등성마루에서 횡격막 사이를, 중하초는 허리와 배꼽 사이를, 하초는 허리 척추 밑을 말함이야.
아 들 : 물과 음식물이 식도를 통해 들어가면 어떻게 됩니까?
아버지 : 물과 음식물이 모여 머물러서 열기(熱氣)가 생기고, 그중 가볍고 맑은 것은 온기(溫氣)가 되어 식도와 기관지로 올라가고, 무거운 것은 한기(寒氣)가 되어 대장에 가게 되지. 소장에서는 소화흡수 작용을 하여 양기(氣)가 생기게 된다.
그림으로 보면 다음과 같다.

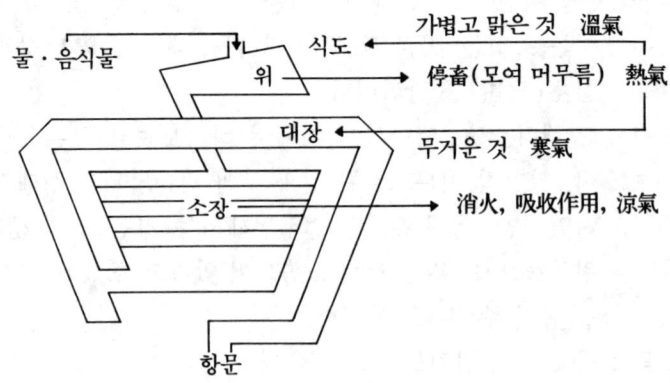

아　들 : 폐, 비, 간, 신에게 소속된 인체 부위를 알고 싶습니다.
아버지 : 폐에는 식도, 기관지, 혀, 귀, 두뇌, 피부, 털이 비에는 위, 양 유방, 눈, 등, 등성마루, 근이 간에는 소장, 배꼽, 코, 허리, 척추, 육이 신에는 대장, 전음(前陰), 입, 방광, 뼈가 소속되어 있단다.
아　들 : 각 장부마다 자세히 듣고 싶습니다.
아버지 : 먼저 폐에 속한 것을 보도록 하자. 식도, 기관지에서 온기(溫氣)가 되어서, 혀 아래로 가서 진해(津海)가 되고, 진해의 맑은 기는 귀로 가서 신이 되고, 두뇌로 가서 이해(膩海)가 되고, 맑은 이즙(膩汁)은 안으로 돌아 폐가 되고, 탁한 이즙은 밖으로 돌아서 피부와 털로 가게 되지.
아　들 : 진해(津海)와 이해(膩海)는 무엇을 뜻합니까?
아버지 : 진해라고 하는 것은 침의 집이 되는 것이고, 이해는 뇌수를 말하니 신이 머무르는 곳이야.

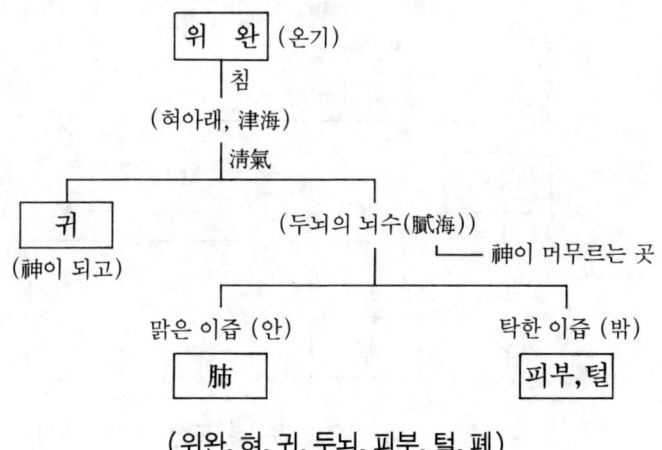

(위완, 혀, 귀, 두뇌, 피부, 털, 폐)

아　들 : 그림을 통해 좀더 확실히 알고 싶습니다.
아버지 : 그림을 잘 보아 두도록 해라. (p. 45. 그림)
아　들 : 비에 속한 부위는 어떠합니까?
아버지 : 음식물이 위(胃)에서 열기로 변화하여 고(膏)가 되어 양유방에서 고해(膏海)를 이루니 고해의 맑은 기가 눈으로 가서 눈을 맑게 하는 기(氣)가 되고, 또 등, 등성 마루에서는 막해(膜海)를 이루고 막해에서 막즙(膜汁)이 생기는데, 맑은 것은 안으로 비에 돌아가고 탁한 것은 밖으로 근에 돌아간다.
아　들 : 막해는 무엇을 이르는 말입니까?
아버지 : 기(氣)가 머무르는 집과 같은 곳이야.
아　들 : 그림으로 알고 싶습니다.
아버지 : 그림을 보면 다음과 같다.

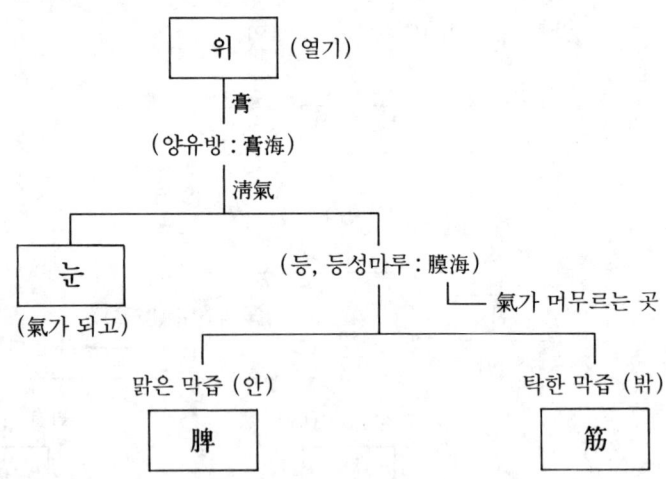

(위, 양유방, 눈, 등, 등성마루, 근, 비)

아　들 : 간에 속한 부위는 어떠합니까?

아버지 : 물, 음식물의 양기는 소장에서 유(油)가 되어서, 배꼽에 들어가 유해(油海)를 이루는 것이고, 유해에서 생긴 맑은 기는 코로 나가서 피(血)가 되고 허리, 척추로 들어가 혈해(血海)를 이루니 혈해에서 생긴 혈즙(血汁)의 맑은 것은 안으로 가서 간에 들어가고 탁한 것은 밖으로 육(肉)에 간다.

그림을 보면 다음과 같다.

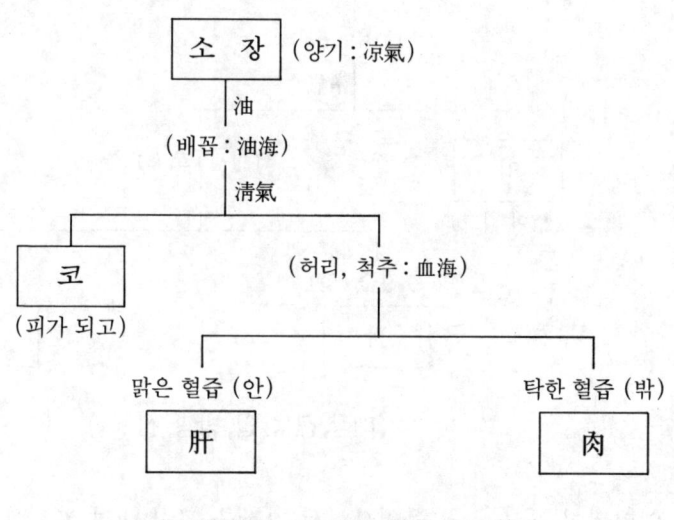

(소장, 배꼽, 코, 허리, 척추, 육, 간)

아　들 : 물과 음식물의 한기(寒氣)는 어떻게 됩니까?

아버지 : 신장에 속한 부위를 알기 위한 출발점이니, 물과 음식물의 한기는 대장에서 액(液)이 되어서, 전음(前陰)에 들어가 액해

(液海)를 이룬다. 액해의 맑은 기는 입으로 나아가서 정이 되고, 방광으로 들어가서 정해(精海)를 이루니, 정해의 맑은 것은 안으로 신에 들어가고, 탁한 것은 밖으로 뼈에 돌아간다.
그림을 보면 다음과 같다.

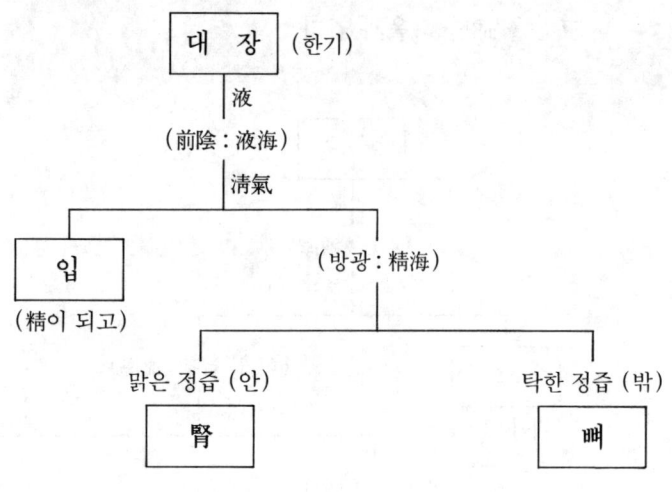

(대장, 전음, 입, 방광, 신, 뼈)

어머님이 문을 열고 들어오셔서 찻잔을 고이 내려 놓으신다. 율무차의 따뜻한 열이 가슴속을 파고든다.
　차를 마시고 잠시 후,

아버지 : 늘 마시는 차가 사상인에게 각각 적합한 것이 있으니 말해 보거라.

사상의학 49

아　들 : 예, 먼저 태음인에게는 오미자차와 율무차가 좋사옵고, 소음인에게는 생강차와 들깨차가, 소양인에게는 구기자차가, 태양인에게는 모과차가 좋습니다. 그 외 쌍화차, 결명자차, 유자차, 귤피차, 쑥차, 국화차 등도 각각 차의 특성과 건강법을 알면 무척 도움이 됩니다.

아버지 : 잘했다. 열심히 학문에 힘쓰는 너의 모습을 보니 기분이 좋구나. 계속 장부론을 이어가자.

아　들 : 학문하는데 폐, 비, 간, 신에 의한 성품을 알고 싶습니다.

아버지 : 폐는 반드시 배우는 것을 좋아하고[學],
비는 반드시 묻는 것을 좋아하고[問],
간은 반드시 생각하는 것을 좋아하고[思],
신은 반드시 판별하는 것을 좋아한다[辨].

肺	學
脾	問
肝	思
腎	辨

아　들 : 이해(膩海), 막해(膜海), 혈해(血海), 정해(精海)는 인간의 신(神), 영(靈), 혼(魂), 백(魄)과 어떤 관계가 있습니까?

아버지 : 이해는 신을 간직하고,
막해는 영을 간직하고,
혈해는 혼을 간직하고,
정해는 백을 간직한다.

膩海	神
膜海	靈
血海	魂
精海	魄

아　들 : 폐, 비, 간, 신의 근본이 되는 것은 무엇입니까?

아버지 : 두뇌의 이해는 폐의 근본이 되고,
등, 등성마루의 막해는 비의 근본이 되고,
허리, 척추의 혈해는 간의 근본이 되고,

頭腦의 膩海	肺의 根本
背膂의 膜海	脾의 根本
腰脊의 血海	肝의 根本
膀胱의 精海	腎의 根本

방광의 정해는 신의 근본이 된다.
아　들 : 귀, 눈, 코, 입의 근본이 되는 것
　　　　은 무엇입니까?
아버지 : 혀의 진해는 귀의 근본이 되고,
　　　　유의 고해는 눈의 근본이 되고,
　　　　배꼽의 유해는 코의 근본이 되고,
　　　　전음의 액해는 입의 근본이 된다.

舌의 津海	耳의 根本
乳의 膏海	目의 根本
臍의 油海	鼻의 根本
前陰의 液海	口의 根本

아　들 : 심(心)은 어떠하옵니까?
아버지 : 몸의 주(主)가 되며 이, 목, 구, 비에 두루 살피고 폐, 비, 간,
　　　　신에 두루 헤아리며 턱, 가슴, 배꼽, 배에 두루 정성을 다하며
　　　　머리, 손, 허리, 발에 두루 공경함이 미친다.
　　　　그림으로 다시 확인해 보자.

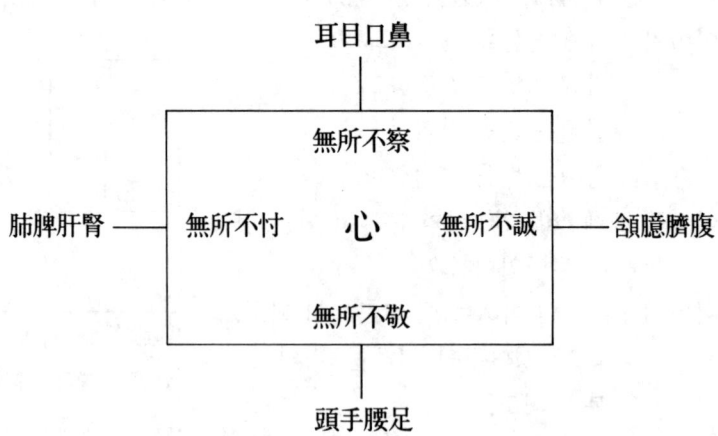

아 들 : 오늘 장부론을 공부하니 다시 한 번 우주의 이치에 놀라옵고, 무척 재미있었습니다.
아버지 : 네가 재미있었다니 다행이구나. 좀더 힘을 다해 주기 바란다.
아 들 : 오늘 잘 들었습니다.

사 • 상 • 의 • 학

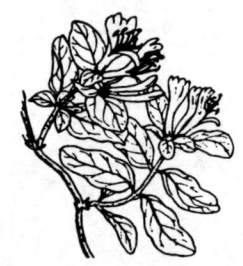

• 인동덩굴 •
인동과에 딸린 갈잎 덩굴나무.
줄기 · 잎은 한방에서 '인동', 꽃은
'금은화'라 하여 약재로 씀.
옹저癰疽에 내복약으로 사용.

5. 의원론(醫源論)

아　들 : 의원론(醫源論)이란 무엇입니까?
아버지 : 의원론이라 하면 의학의 원류와 전해진 과정에서 뛰어난 의학자들과 그들의 학설을 알아보는 것이야.
아　들 : 아버지께서는 의학상 뛰어난 인물들로 누구를 꼽겠습니까?
아버지 : 동무(東武) 선생님께서도 학자들을 열거하셨는데, 나는 우리 나라에서 허준과 허임, 사암도인, 동무, 다산 선생님을 들겠다. 그리고 현대에는 고려수침술의 창시자 유태우 선생님과 김일훈 선생님(신약저자)이 계시지. 그 외 많은 분들이 한의학의 발전에 기여해 오고 있음이야.
아　들 : 중국에서는 어떤 인물들이 있었습니까?
아버지 : 황제 내경의 기백, 장중경에 의해 의도(醫道)의 부흥이 시작되고, 송나라 때 주굉이 활인서(活人書)를 저술하여 의학의 중흥을 이루었지. 그 외 많은 인물들이 있지.
아　들 : 사상인과 관련시켜 보신다면 중국의 의학자들은 병증과 약리를 얼마나 밝혔습니까?

아버지 : 소음인의 병증과 약리를 장중경이가 자세하게 밝혔고, 송·원·명의 의학자들이 분명하게 했다. 소양인의 병증과 약리는 장중경이가 반쯤 밝혔고, 송·원·명의 의학자들이 거진 소상하게 했다. 태음인의 병증과 약리 또한 장중경이가 약간의 그림자를 얻어 놓은 것을 송·원·명의 의학자들이 절반 이상을 소상하게 했다. 태양인의 병증과 약리는 주진형이 약간의 그림자를 얻어 놓았고, 본초에도 약간의 약리가 나타나 있지.

아　들 : 동무 선생님께서는 맥법에 대해 어떤 생각을 하셨습니까?

아버지 : 맥법은 병증세를 알아내는 한 끝이니, 그 원리는 부(浮)·침(沈)·지(遲)·삭(數)에 있는 것이고 거기에서 더욱 기묘한 이치를 찾을 필요는 없다고 말씀하셨지.

아　들 : 부·침·지·삭이란 어떤 맥의 상태를 말하옵니까?

아버지 : 이 기본 4가지 맥 상태는 잘 인식해 두어야 한다. 부맥은 표면에 가볍게 손가락을 대어도 촉지되는 맥이며, 일반적으로 표증에 나타나지. 침맥은 손가락을 깊게 눌러야 알 수 있으며, 가볍게 하면 느껴지지 않는 맥이지. 지맥은 1분간 60이하의 박동수를 가진 맥으로 한(寒)과 허(虛)를 대표하는 음성 맥박이지. 삭맥은 1분에 90회 이상의 박동수가 있는 맥으로 한열(寒熱), 허로(虛勞), 외사(外邪) 등을 표현하지.

아　들 : 장중경이가 상한론(傷寒論)을 저술할 때 6경음양(六經陰陽)으로 병증을 갖추었다고 들었습니다만, 먼저 태양병증(太陽病證)에 대해 알고 싶습니다.

아버지 : 중요한 질문이야. 꼭 기억해 두자꾸나.
　　　　두통, 신통, 발열, 오한, 맥이 부한 것을 태양병증이라 하지.

아　들 : 소양병증(少陽病證)은 무엇을 뜻합니까?
아버지 : 입이 쓰고, 목구멍이 마르고, 눈앞이 어지럽고, 귀가 먹고, 가슴이 답답하고, 한열이 왕래하고, 두통, 발열하면서 맥이 현세(弦細)하는 것을 말하지.
아　들 : 양명병증(陽明病證)은 어떻습니까?
아버지 : 열을 싫어하며 땀이 저절로 나오면서, 대변이 변비가 되는 것을 말하지.
아　들 : 태음병증(太陰病證)은 어떻습니까?
아버지 : 배가 부를 때 아프고, 입이 마르지 않고, 마음이 번잡하지 않으면서, 설사하는 증을 말하지.
아　들 : 소음병증(少陰病證)은 어떻습니까?
아버지 : 맥이 미세하고 잠만 자려 하고, 입이 마르고, 마음이 번잡하며, 소변이 순조로운 것을 말함이야.
아　들 : 궐음병증(厥陰病證)은 어떻습니까?
아버지 : 처음부터 복통은 없으면서 설사 등 증을 일으키고 상한 6, 7일에 맥이 미완(微緩)하고, 수족이 차가우며, 혀가 꼬부라지고, 불알이 땡기는 것을 말한다.
아　들 : 이 여섯 개의 병증은 각각 사상인에게는 어떻게 적용됩니까?
아버지 : 세 개의 음증 모두는 소음인의 병증이고, 소양병증은 곧 소양인의 병증이고, 태양병증과 양명병증에는 소양인, 소음인, 태음인의 병증이 고루 있으나, 그중에서 소음인의 병증이 많다.

장중경의 여섯 개 병증	사 상 인
태음병증, 소음병증, 궐음병증	소 음 인
소양병증	소 양 인
태양병증, 양명병증	소양, 소음, 태음인이 고루 있으나, 그중 소음인이 많다.

아　들 : 한 번만에 6개 병증을 외울 수 있는 방법은 어떠합니까?
아버지 : 일곱 자의 가락으로 읽어 보자꾸나.

오한맥부태양증(惡寒脈浮太陽證) 두항강통우전신(頭項强痛又全身)
한열맥현소양증(寒熱脈弦少陽證) 구고인건비농현(口苦咽乾痞聾眩)
맥대오열양명증(脈大惡熱陽明證) 목통비건비섬한(目痛鼻乾秘譫汗)
복만자리태음증(腹滿自利太陰證) 구부조혜심불번(口不燥兮心不煩)
맥세욕매소음증(脈細欲寐少陰證) 자리구조심우번(自利口燥心又煩)
맥세미완궐음증(脈細微緩厥陰證) 지궐낭축우설권(肢厥囊縮又舌卷)

아　들 : 의심나는 것이 하나 있습니다. 왜 옛날 의학자들의 학설이 소음인 위주로 되어 있습니까?
아버지 : 그건 옛날 한의학자들이 **마음의 사랑, 미움, 소유하고자 하는**

　　　　　욕망과 기쁨, 슬픔, 즐거움이 편중되어 병이 됨을 몰랐기 때문이고, 단지 비위의 음식물과 풍(風), 한(寒), 서(暑), 습(濕)에 침범이 되어 병이 되는 줄로만 알았기 때문이지.
아　들 : 듣고 보니 먼저 마음을 다스림이 건강의 지름길이겠습니다. 기백의 학설은 어떻습니까?
아버지 : 상한병 1일에 거양(巨陽)이 병을 받기 때문에 머리와 이마가 아프면서 허리와 척추가 뻣뻣해지지.
아　들 : 2일에는 어떻습니까?
아버지 : 양명(陽明)은 기육을 주관하는 것이라, 그 맥이 코를 끼고 올라가서 눈에 있기 때문에 몸에 열이 나며, 눈알이 쑤시며, 코가 마르고, 잠을 이루지 못하게 된다.
아　들 : 3일의 증상은 어떻습니까?
아버지 : 소양(少陽)은 담을 주관하는 것이라, 그 맥이 옆구리를 돌아 올라가서 귀에 있기 때문에 흉협이 아프면서, 귀가 멍멍하여 듣지 못하니, 세 개의 양(陽)경락이 모두 병을 얻은 것이고, 아직 병이 장부로 들어가지 못하였기 때문에 땀을 내어 주어야 옳은 것이 된다.
아　들 : 4일에는 어떻습니까?
아버지 : 태음맥이 위중에 베풀고서, 다시 올라가서 인후에 얽혔기 때문에 배가 부르고 목구멍이 마르는 것이야.
아　들 : 5일에는 어떻습니까?
아버지 : 소음맥이 신을 꿰뚫고 올라가서 폐에 얽혀서 또다시 올라가서 혀뿌리에 얽어매었기 때문에 입과 혀가 마르며 갈증이 나는 것이다.
아　들 : 6일에는 어떻습니까?

아버지 : 궐음맥이 생식기로 돌아서 간에 얽혔기 때문에 가슴이 부어서 답답하고 불알이 오그라지게 된다.
아 들 : 아까 외웠던 방법대로 기백의 학설도 외울 수 있겠습니까?
아버지 : 장단에 맞춰 외워보자.

상한일일수거양(傷寒一日受巨陽) 두항병통요척강(頭項幷痛腰脊強)
이일전수양명경(二日傳授陽明經) 불와비건우목통(不臥鼻乾又目痛)
상한삼일소양수(傷寒三日少陽受) 차증이농우협통(此證耳聾又脇痛)
상한사일태음수(傷寒四日太陰受) 복만익건시주증(腹滿益乾是主證)
상한오일소음수(傷寒五日少陰受) 설건구조갈시증(舌乾口燥渴是證)
상한육일궐음수(傷寒六日厥陰受) 번만낭축시주증(煩滿囊縮是主證)

아 들 : 위 병증들이 2개씩 결합되어 나타날 때 죽게 된다고 하는데 그 내용은 어떠합니까?
아버지 : 1일에 거양·소음이 함께 병이 되면 두통이 나고, 입이 건조하면서 가슴이 답답하게 되지. 2일에 양명·태음이 같이 되어 배가 부르고, 몸에 열이 나며 음식을 먹지 못하고 허튼 소리를 한다. 3일에 소양·궐음이 같이 병이 되어 귀가 먹고, 불알이 오그라들고, 수족이 냉하고, 미음도 입으로 들어가지

못하여 사람을 알아보지 못하며, 6일에 사망하게 되고, 치유기간은 10일 이상이지.

아 들 : 그림으로 간단하게 알고 싶습니다.

아버지 :

1일	거양·소음
2일	양명·태음
3일	소양·궐음

아 들 : 기백의 각 경병증이 사상인에게 어떻게 적용됩니까?

아버지 :

기백의 병증	사 상 인
거양, 소양, 소음경병	소양인의 병
양명, 태음경병	태음인의 병
궐음경병	소음인의 병

아 들 : 오늘 장중경과 기백의 학설에 관해 잘 들었습니다.

사・상・의・학

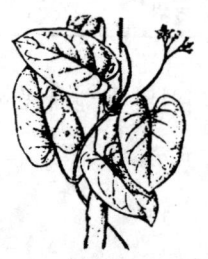

• 박주가리 •
박주가리과에 딸린
여러해살이 덩굴풀.
박주가리의 뿌리를 한의에서는
백하수오라 하며, 강장약으로 쓰임.

6. 소음인(少陰人) 신수열표열병론(腎受熱表熱病論)

여기서부터는 전문적인 의학지식에 들어간다. 되도록 간단하게 쉽게 해보겠다. 제목을 풀자면 소음인이 신장에 열을 받아서 밖으로 열이 나는 병증을 논한다는 이야기이다.

아　들 : 소음인이 신장에 열을 받을 때, 장중경은 무엇이라고 병증을 말했습니까?

아버지 : 태양상풍증(太陽傷風證)이라고 했는데, 상풍증은 요즘 말로 하면 감기, 독감을 말하지.

1	신열소음인(腎熱少陰人)
	태양상풍증(太陽傷風證)

아　들 : 태양상풍증에 발열(發熱), 오한(惡寒)하면서 땀이 없는 자에게는 어떤 처방을 해야 합니까?

아버지 : 마땅히 계지탕(桂枝湯), 천궁계지탕(川芎桂枝湯), 향소산(香蘇散), 궁귀향소산(芎歸香蘇散), 곽향정기산(藿香正氣散)을 써야 한다.

2	발열오한단무한(發熱惡寒但無汗)
	당용천궁계지탕(當用川芎桂枝湯)
3	궁귀향소산(芎歸香蘇散)
	곽향정기산(藿香正氣散)

아 들 : 태양상풍증에 발열, 오한과 함께, 땀이 있는 자는 한다망양증(汗多亡陽證)의 시초이니 가볍게 다스려서는 위험하다고 하셨는데, 처방은 어떠합니까?

아버지 : 한다망양이란 땀이 많이 나므로 양이 없어질려는 것이다. 먼저 황기계지탕(黃芪桂枝湯), 보중익기탕(補中益氣湯), 승양익기탕(升陽益氣湯)을 연 3일간 써 보고,

4	발열오한우유한(發熱惡寒又有汗)
	시내망초불가경(是乃亡初不可輕)
5	선용황기계지탕(先用黃芪桂枝湯)
	보중승양양익탕(補中升陽兩益湯)

그래도 땀이 그치지 않고 병이 낫지 않으면, 급히 부자(附子)가 들어간 계지부자탕(桂枝附子湯), 인삼계지부자탕(人蔘桂枝附子湯), 승양익기부자탕(升陽益氣附子湯)을 써야 한다.

6	삼일한유병불유(三日汗流病不愈)
	당용계지부자탕(當用桂枝附子湯)
7	인삼계지부자탕(人蔘桂枝附子湯)
	승양익기부자탕(升陽益氣附子湯)

아 들 : 장중경이 말한 혈증(血證)은 어떤 것이며, 미친 사람과 같은 증세와 아랫배가 단단하고 붓는 증세는 어떤 이유로 이러합니까?

아버지 : 혈증이란 태양증에 몸이 노랗고 발광하면서, 아랫배가 단단히 붓고, 소변이 자리(소변이 순조로움)하는 증을 말한다. 병증 중에 미친 사람과 같다는 것은 신양(腎陽)이 열을 받았기 때문이고, 아랫배가 단단하고 붓는 증세는 대장이 한기(寒氣)를 받고 두려워하는 상태이다. 위 2개의 증세가 함께 나타날 때는 마땅히 그 급한 증세부터 치료해야 한다.

아 들 : 세 가지로 나누어 치료할 수 있다던데, 그 내용은 어떠합니까? 또 신양이란 무엇을 말합니까?

아버지 : 신양(腎陽)이란 신장부위의 양기(陽氣)를 말한다.
① 신양이 심한 열에 허덕일 때는 마땅히 천궁계지탕(川芎桂枝湯), 황기계지탕(黃芪桂枝湯), 팔물군자탕(八物君子湯) 같은 것을 써서 기를 끌어 올리고 보(補)해 줘야 하며,

8	발열혈증신양곤(發熱血證腎陽困)
	당용천궁계지탕(當用川芎桂枝湯)

9	황기계지탕(黃芪桂枝湯)
	팔물군자탕(八物君子湯)

② 대장이 한기를 두려워할 때는 마땅히 곽향정기산(藿香正氣散), 향사양위탕(香砂養胃湯) 같은 것을 써서 화해시켜야 한다.

10	대장파한소복만(大腸怕寒小腹滿)
	정기향사양탕해(正氣香砂兩湯解)

③ 만약 외열(外熱)이 속의 냉기(冷氣)를 싸고 있다면 독기(毒氣)가 안에서 뭉쳐서 장차 근심거리를 만들 폐단이 있을 것이므로, 먼저 파두(巴豆)를 써서 한두 번 설사를 시킨 뒤, 곽향정기산이나 팔물군자탕 같은 것으로 화해시키면서 엄하게 보(補)해 줘야 한다.

11	외열포이냉(外熱包裏冷)
	파두당하리(巴豆當下利)
12	인이곽향정기산(因以藿香正氣散)
	팔물군자탕화해(八物君子湯和解)

아　들 : 장중경은 어떤 까닭으로 양명병을 얻게 된다고 말했습니까?

아버지 : 장중경이가 말하기를 '태양병에 땀을 많이 내거나 설사를 심하게 하거나 소변이 너무 통하게 되면 진액(津液)이 고갈되어 위 속이 마르게 된다. 따라서 양명으로 옮겨지게 되는 것이니, 대변이 불통하게 되는 것을 양명병이라고 한다' 했다. 여기서 진액이란 생물체 내에서 생겨나는 액체 물질이고, 진액이 충분함으로써 소화 기능이 제대로 작용할 수 있지.

아 들 : 그 외 양명병의 주요 증상은 어떠합니까? 또 처방은 어떠합니까?

아버지 : 상한병에 태양증이 양명병으로 옮겨지게 되면 그 사람은 땀이 가늘게 흐르게 되고, 대변이 5~10일을 불통하면서, 저녁 때 발열하는 조열증(潮熱證)이 되지. 처방은 곽향정기산(藿香正氣散), 향사양위탕(香砂養胃湯), 팔물군자탕(八物君子湯)으로 써야 한다.

13	양명미한발조열(陽明微汗發潮熱)
	선용곽향정기산(先用藿香正氣散)
14	향사양위탕(香砂養胃湯)
	팔물군자탕(八物君子湯)

아 들 : 양명병이 심해지면 환자의 증상은 어떠하며, 처방은 또 무엇입니까?

아버지 : 병증이 몹시 심한 자는 사람을 알아보지 못하고, 옷을 어루만지며, 침대를 더듬고, 두려워하면서 불안해 하며, 가볍게 숨이 차고 눈동자를 곧추세우게 되지. 주의해야 할 것은 이 증

세에 장중경은 대승기탕(大承氣湯)을 쓰라고 했는데, 대승기탕은 소음인에게는 살인하는 약이다. 이 병증에는 마땅히 파두 온알[全粒]을 복용시키거나 독삼팔물군자탕(獨蔘八物君子湯)을 복용시켜야 하며, 또는 먼저 파두를 복용시키고 나서 팔물군자탕으로 병을 누르기도 한다.

15	순의막상양수촬(循衣摸床兩受撮)
	미천직시불식인(微喘直視不識人)
16	팔물파두호상용(八物巴豆互相用)
	혹용독삼팔물탕(惑用獨蔘八物湯)

아　들 : 망양(亡陽)증과 비약(脾約)증은 무엇이며, 또 비약은 어떻게 위가실(胃家實)과 구별할 수 있겠습니까?

아버지 : 처음에도 얘기했듯이 망양증이란 땀이 많이 나고 그치지 않는 것을 말하며, 비약이란 비장의 윤기(潤氣)가 마르는 것을 말함이야. 비장은 지라라고도 하지.

위가실과 비약을 구별하면 다음과 같다.

병증＼시기	처　음	거의 죽게 되면
위 가 실	땀이 나지 않고, 오한증 없고, 심한 열.	땀이 약간 나고, 열이 올랐다 내렸다 함.
비　　약	땀이 저절로 나오고, 오한증 없고, 몸에 열.	열이 나고, 땀을 많이 흘리면서, 오한증을 일으킴.

또 위가실은 울광증(鬱狂證)에 속한 병이고 비약은 망양병증(亡陽病證)에 속한 병이다. 울광증은 아까 15, 16에서 얘기한 증상이지.

시기\증세		울광증(鬱狂證)	망양병증(亡陽病證)
처증	음세	태양병표증이 아직 남아 있어서 그 사람이 미친 자와 같은 것.	태양병에 발열하고 오한증을 일으키면서 땀이 저절로 흘러 나오는 것.
중증	기세	양명병에 위가실이 되고, 대변을 보고자 하여도 불통.	양명병에 오한증은 없고, 열을 싫어하면서 땀이 저절로 흘러 나오는 것.
말기		양명병에 오후 3, 4시쯤 고열을 발하고, 미친 소리를 내며, 약간 헐떡거리며 눈동자를 고추세우는 자.	양명병에 발열하고, 땀이 몹시 흘러 나오는 자.
구별		몸에 열이 있으되, 땀이 저절로 나오지 않는 자이다.	몸에 열이 있고, 땀이 저절로 많이 흐른다.

아　들 : 망양병증은 꼭 땀만을 보아야 합니까? 그리고 다른 사상인에게도 같은 증상이 있습니까?

아버지 : 망양병증은 땀 외에도, 반드시 소변이 많고 적음을 보아야 한다. 소변이 맑고 많으면서 땀이 저절로 나오면 비약병이니 위험증이고, 만약 소변이 붉고 깔깔하여 잘 나오지 않으면서 땀이 저절로 몹시 나오면 이것은 위태로운 증세이지. 소양인의

이열증(裡熱證)과 태음인의 표열증(表熱證)에도 또한 땀이 많이 나면서 소변이 붉고 깔깔하여 나오지 않는 자가 있으니 구별이 필요하지.

아 들 : 지금까지 말씀하신 망양증을 치료하려면 어떤 치료를 해야 합니까?

아버지 : 동무 선생님께서 소음인 11살 아이를 치료한 경험을 얘기하시면서, 부자 사용을 강조하셨지. 부자(附子)는 소음인 약의 대표적 약이지. 동무 선생님께서 망양병을 인식하고 파두 한 알을 먹이고 이어서 황기계지부자탕(黃芪桂枝附子湯)에 부자 일전(一錢)을 넣고 달여서 2첩을 연복하게 하였다. 그 뒤 부자를 너무 많이 쓴 것이 아닌가 걱정이 되어 황기계지부자탕 1첩을 2일간 나누어 먹이니 망양증이 다시 발작하였다. 급히 파두 한 알을 복용시키고, 이어서 인삼계지부자탕에다 인삼 5전(五錢), 부자 2전(二錢)을 넣어 두 첩을 연이어 먹이어 병을 눌렀다.

17	망양선자비약시(亡陽先自脾約始)
	소변적삽자한출(小便赤澁自汗出)
18	황기계지부자탕(黃芪桂枝附子湯)
	인삼계지부자탕(人蔘桂枝附子湯)

아 들 : 장중경이가 말한 궐(厥)이란 무엇이며, 어찌하여 병이 되었습니까?

아버지 : 궐이란 음기(陰氣)와 양기(陽氣)가 서로 조화를 이루지 못

하여 궐이 되는 것으로 수족이 찬 것을 말함이야. 소음인의
태양상풍(太陽傷風)에 열이 오르고 오한이 나며 땀이 저절로
나는 증세는 정기와 사기(邪氣)가 서로 버틴 지 여러 날에
마땅히 풀릴 것이 풀리지 못하게 되어 장중경의 궐음증이 되
는 것이다.

아　들 : 처방은 어떠합니까?
아버지 : 당귀사역탕(當歸四逆湯)이나 계마각반탕(桂麻各半湯)을 쓸
것 없이, 삼유탕(蔘萸湯), 인삼오수유탕(人蔘吳茱萸湯) 또
는 독삼팔물탕(獨蔘八物湯)을 써야 하며, 대승기탕을 써서
는 안되고 파두를 써야 하지.

19	궐음사냉온(厥陰乍冷溫)
	설권수족궐(舌卷手足厥)
20	인삼오수탕(人蔘吳茱湯)
	독삼팔물탕(獨蔘八物湯)
21	여유소복만(如有小腹滿)
	파두당하리(巴豆當下利)

아　들 : 소음인이 위급한 증세가 되지 않도록 예방할 수 있는 법은 어
떠합니까?
아버지 : 소음인의 외감병(外感病)이 6, 7일이 되어도 땀을 내지 못하
고 죽는 것은 모두가 궐음증으로 죽는 것이다. 때문에 외감병
이 4, 5일이 될 때에 그 병세를 자세히 관찰하고 황기계지탕
(黃芪桂枝湯), 팔물군자탕(八物君子湯)을 3, 4, 5첩을 써서

미리 예방해야 하지.

아 들 : 상한에 회를 토하는 자가 있는데 이는 어떠합니까?

아버지 : 위 속에 찬 기운이 있으면 회(蛔)가 있을 곳을 얻지 못하여 명치로 올라오는데 이는 크게 위험한 것이다. 급히 이중탕(理中湯)을 쓰되 하루에 3, 4첩을 복용하고 또 연일 복용해야 하며, 혹은 이중탕에다 진피(陳皮), 관계(官桂: 품질이 가장 좋은 계수 나무의 두꺼운 껍질.), 백하수오(白何首烏) 등속을 가미하기도 한다.

22	복한식토회불안(腹寒食吐蛔不安)
	이중가용진계오(理中可用陳桂烏)

아 들 : 말씀 잘 들었습니다.

7. 소음인(少陰人) 위수한이한병론(胃受寒裏寒病論)

 소음인의 위가 한기를 받아서 속에서 한병이 된다는 내용이다. 소음인에게 적합한 음식 중에는 육류로 닭, 양, 개, 염소, 노루, 토끼, 꿩, 참새 고기가 들어가지만, 부적합 음식에는 돼지고기, 쇠고기 등이 있다.

아　들 : 소음인의 위가 한기를 받게 되면 먼저 어떤 증상이 생깁니까?
아버지 : 배가 아프고, 설사를 하면서도 갈증이 없게 된다. 이런 증상을 장중경은 태음증(太陰證)이라고 했다.

1	위한소음인(胃寒少陰人)
	복통태음증(腹痛太陰證)
2	하리구불갈(下利口不渴)
	외무신체통(外無身體痛)

아　들 : 처방은 어떠합니까?

아버지 : 위 증상에 마땅히 이중탕(理中湯), 사순이중탕(四順理中湯), 사역탕(四逆湯)을 써야 하지만, 이것은 옛날 방문(方文)이기에 약의 힘이 갖추어지지 못했다. 이 증세에는 마땅히 백하수오이중탕(白何首烏理中湯), 백하수오부자이중탕(白何首烏附子理中湯)을 써야 한다.

3	당용백하이중탕(當用白何理中湯)
	백하부자이중탕(白何附子理中湯)

아　들 : 고냉적체(痼冷積滯)란 무엇을 말합니까?

아버지 : 고냉적체란 오래 된 냉증이나 묵은 체증을 말하는 것이니, 증세로는 배가 더부룩한 것이 꺼지지 않거나 꺼졌어도 뱃속이 답답한 증세이다. 처방으로는 파두를 써야 하고, 대승기탕(大承氣湯)을 써서는 안되지.

4	고냉유적체(痼冷有積滯)
	파두당하리(巴豆當下利)

아　들 : 태음증에 설사가 나고, 음식 소화가 잘 안되고, 명치 밑이 가득하고 단단하며, 구역질이 나고 가슴이 울렁거리면 어떻게 처방합니까?

아버지 : '병이 음(陰)에서 생겨서 도리어 설사가 난다'고 장중경이 말한 것은, 위가 허약한 데서 생긴 것이다. 그러므로 마땅히

곽향정기산(藿香正氣散)을 써야 한다. 옛 의학자들은 마황(麻黃)과 대황(大黃)을 말하는데, 이 두 약은 태음인의 약이요, 소음인의 약이 아니다. 소음인의 표·이증을 막론하고 마황이나 대황을 써서 땀을 내거나 설사를 시킨다는 것은 잘못된 방법이다.

소음인의 병에 음식물이 소화되지 않은 것을 설사시키면 묵은 체증이 저절로 풀린다. 그렇기 때문에 태음증에 음식물이 소화되지 않은 것을 설사하는 데는 마땅히 곽향정기산(藿香正氣散), 향사양위탕(香砂養胃湯) 또는 강출관중탕(薑朮寬中湯)을 써서 위(胃)를 덥게 해주고, 음기(陰氣)를 내려보내야 한다. 소음증에 음식물이 삭지 않은 것을 설사하는 데는 관계부자이중탕(官桂附子理中湯)을 써서 비를 도와주고 음기를 내려 보내야 한다.

5	태음하리청곡증(太陰下利淸穀證)
	당용곽향정기산(當用藿香正氣散)
6	향사양위탕(香砂養胃湯)
	강출관중탕(薑朮寬中湯)

아 들 : 음독증(陰毒證)은 어떤 증세를 말하며, 처방은 어떠합니까?
아버지 : 태음, 소음, 궐음의 병이 깊어지면 반드시 음독증으로 변한다. 그 증세는 사지가 몹시 차고, 토하고, 설사하면서도, 목은 마르지 않으며, 얼굴·입술·손톱·발톱이 푸르고 검다. 그러면서 몸이 마치 몽둥이로 맞은 것 같지. 이런 증세에는 마

땀이 인삼계피탕(人蔘桂皮湯)이나 인삼부자이중탕(人蔘附子理中湯)을 써야 한다.

7	음독겸토리(陰毒兼吐利)
	신통여피장(身痛如被杖)
8	당귀인삼계피탕(當歸人蔘桂皮湯)
	인삼부자이중탕(人蔘附子理中湯)

아 들 : 소음인의 음경이 바로 상하면 어떤 병증이 생깁니까?

아버지 : 건곽란에 관격이 되는데, 건곽란(乾霍亂)이란 토하거나 설사를 하지 않는 곽란으로 여름철의 급성 위장병이나 급성 중독성 위염 등이다. 관격(關格)이란 음식이 급하게 체해서 먹지도 못하고 대소변도 못 보며 인사불성이 되는 병을 말하지. 또 한사(寒邪)가 음경에 바로 들어가면, 처음에는 두통도 없고, 몸에 열도 없고, 목이 마르고 하는 증세도 없고, 추워서 떨며, 움츠리게 되고, 얼굴색이 푸르게 되거나 혹 하얗게 변하게 된다.

9	직중음경건곽란(直中陰經乾霍亂)
	파한권와면청백(怕寒踡臥面青白)

아 들 : 처방은 어떠합니까?

아버지 : 위 증세로 소음인이 하루에도 설사를 여러 차례 하고, 배에 부종이 있는 증상에는 계부곽진이중탕(桂附藿陳理中湯)에

인삼, 관계(官桂) 각 2전과 부자 2전이나 1전을 가미해 하루에 네 번씩 수일 동안 먹이고, 그 후로는 하루에 세 번씩 복용하기를 십여 일 동안 계속해야 한다.

10	계부곽진이중탕(桂附藿陳理中湯)
	삼계부자각이전(蔘桂附子各二錢)

아　들 : 소음인 어린아이가 푸른 물설사를 하고, 얼굴빛이 검푸르고, 기운이 없어 조는 것 같을 때에는 어떤 처방을 해야 합니까?

아버지 : 이런 아이에게는 독삼탕(獨蔘湯)에 생강 2전, 진피(陳皮) 1전, 사인(砂仁 : 소화제로 쓰임) 1전을 가미해서 하루에 3, 4첩을 먹여서 수일 후 십여 차례 설사하고 나서 땀을 많이 내게 하면 병이 치료되지.

11	독삼탕가생강념(獨蔘湯加生薑念)
	갱가진사각일전(更加陳砂各一錢)

아　들 : 소음인의 곽란, 관격병이 치유되는 징조의 순서는 어떠합니까?

아버지 : 소음인의 인중(코와 입술 사이)에서 땀이 나야 비로소 위험한 것을 면하게 되는 것이고, 식체가 뚫려서 크게 설사를 하면 다음으로 위험을 면한 것이며, 저절로 토하게 되는 것은 쾌히 위험을 면하게 되는 것이지. 이런 때는 죽이나 밥을 먹이지 말고, 좋은 숭늉이나 혹은 미음을 먹이는 것이 원기를

도와주고 사기(邪氣)를 억제하는 가장 좋은 방법이라 할 수 있다.

아　들 : 소음인의 소음병 증세는 어떠합니까?

아버지 : 소음병은 맥이 가늘고 작으며, 잠만 자려고 하게 되지. 이 증세는 마땅히 관계부자이중탕(官桂附子理中湯)을 써야 한다.

12	소음하청수(少陰下淸水)
	맥미단욕매(脈微但欲寐)

아　들 : 장중경이 말한 태음병과 소음병은 모두 다 소음인의 위가 허약해서 설사하는 증세로 나타나는 것이라고 들었습니다. 이 두 병증을 구별하여 주십시오.

아버지 : 그러지. 태음병의 설사는 중한 증세 중에서는 보통 증세이지만, 소음병증의 설사는 위험한 증세 중에서도 가장 위험한 증세이다.

사람들은 다만 설사하는 것만을 보고 같은 증세라고 하여 보통 일로 생각하기 쉽다. 하지만 만일 소음병의 설사를 보통 설사로 보았다가는 반드시 죽음을 면치 못할 것이다. 대개 태음병의 설사는 대장(大腸)에서 생기는 설사요, 소음병의 설사는 위 속에서 생기는 설사이다. 태음병의 설사는 더운 기운이 찬 기운을 쫓아내는 설사요, 소음병의 설사는 찬 기운이 더운 기운을 핍박하는 데서 오는 설사이지.

기준 \ 증세	태음병의 설사	소음병의 설사
위험 정도	중한 증세 중에서 보통 증세	위험한 증세 중에서도 가장 위험한 증세
근원 장부	대장(大腸)에서	위 속에서
설사의 구분	더운 기운이 찬 기운을 쫓아내는 설사	찬 기운이 더운 기운을 핍박하는 설사

아　들 : 사람들이 마황(麻黃)을 잘못 사용했을 경우에는 어떤 부작용이 일어납니까? 또 위 소음병증에는 어떤 처방을 해야 합니까?

아버지 : 마황을 써서 억지로 땀을 내, 저절로 낫고자 하는 것은 도리어 그 혈관을 움직여서 입이나 코로 피가 나오게 되어 병을 더욱 악화시키는 결과를 초래하지. 위 증세에 마황부자감초탕(麻黃附子甘草湯)을 사용해서는 안되고, 마땅히 관계부자이중탕(官桂附子理中湯)을 써야 하고, 혹은 계지(桂枝)를 관계(官桂) 대신 사용하기도 한다.

13	관계부자이중탕(官桂附子理中湯)
	혹이계지역관계(或以桂枝易官桂)

아　들 : 소음병과 태음병을 구별하는 또 다른 척도는 있는지, 태양병과는 어떤 구별이 있는지 알고 싶습니다.

아버지 : 소음병은 처음부터 이내 험한 증세가 되는 것이지. 그러니 이 병은 처음 증세 때부터 일찍 증세를 판단하여 조치하지 않으

면 위태로운 지경에 이르게 된다.
대체로 배가 아프고 저절로 설사가 나며, 입이 마르거나 타는 증세가 없고, 입안이 부드러운 것은 태음병이고, 배가 아프고 설사를 하며, 입이 마르거나 타는 증세가 있고, 입안이 깔깔하면 이것은 소음병이다.
소음병에 몸이 아프고 뼈마디가 쑤시면 이것은 표증(表證)이다. 이것은 표리(表裏)가 모두 병이 된 것으로서, 대장(大腸)의 찬 기운이 위 속의 더운 기운을 이기고 위로 올라가는 것이다.
태양병에는 몸이 아프고 뼈마디가 쑤시는 표증은 없는 것이다. 이것은 속에는 병이 있으나 밖에는 병이 없는 것으로서, 위 속의 더운 기운이 대장의 찬 기운을 이기고서 아래로 내려가는 것이지.

14	심번구불화(心煩口不和)
	신통유표증(身痛有表證)

아　들 : 푸른 물설사를 하다가 이내 변이 막힐 때 어떤 처방을 해야 합니까?
아버지 : 푸른 물설사를 할 때 설사를 시키고자 하거든, 마땅히 파두를 써야 하고, 속을 따뜻하게 하려거든 관계부자이중탕(官桂附子理中湯)을 써야 한다. 푸른 물설사를 하다가 이내 변이 막히면 먼저 파두를 쓰고, 뒤에 강출관중탕(薑朮寬中湯)을 써야 한다.

15	하리잉변폐(下利仍便閉)
	파두용무의(巴豆用無疑)

아　들 : 장궐증(臟厥證)이란 무슨 증세를 말합니까?
아버지 : 마음이 조급해서 잠시도 멎는 때가 없고, 열이 나기 시작한 지 7, 8일이 되면서 맥이 적고, 피부가 싸늘하고, 혹은 토하고 설사하여 잠시도 편안할 때가 없는 증세를 말하지.
아　들 : 장궐증의 처방은 어떠합니까?
아버지 : 마음을 다스려 편안하게 하도록 하고, 일찍 약을 써야 죽음을 면할 수 있다. 마땅히 삼유탕(蔘萸湯), 사역탕(四逆湯), 관계부자이중탕(官桂附子理中湯), 오수유부자이중탕(吳茱萸附子理中湯)을 써야 한다.

16	장궐발조역부냉(臟厥發燥亦膚冷)
	혹토혹사무잠정(或吐或寫無暫定)
17	관계부자이중탕(官桂附子理中湯)
	오수유부자이중탕(吳茱萸附子理中湯)

아　들 : 관계부자이중탕, 오수유부자이중탕으로 또한 치료할 수 있는 증세는 무엇입니까?
아버지 : 병자의 몸이 싸늘하고 맥이 가라앉아 가늘고도 빠르며, 번조(煩燥)하면서도 물을 마시지 못하는 증세가 있는데, 이것은 음(陰)이 성해서 양을 막기 때문이다. 이는 네가 말한 2가지 약으로 치료할 수 있지. 혹은 벽력산(霹靂散)도 쓴다.

아 들 : 소음인의 설사 증세에 대해서 좀더 설명해 주시고, 마음의 안
정에 관해 말씀해 주십시오.
아버지 : 대체로 보건대 소음인의 병에 설사로 시작하는 첫 증세에는,
마땅히 가슴을 답답해 하는지 안하는지(심번증 : 心煩證) 살
펴야 할 것이다.
가슴이 답답하면 입에 갈증이 있고 입안이 부드럽지 못할 것
이요, 가슴이 답답하지 않으면 갈증도 없고 입안이 부드러울
것이다.
소음인의 병이 위급한 증세인지를 알자면 마땅히 조(燥)한
증세가 진정되었는지 아닌지를 살펴봐야 한다. 또 조한 증세
가 진정되었는지 아닌지를 알자면 반드시 마음의 상태가 안
정되었는지 아닌지를 알아봐야 한다. 마음의 상태가 여유가
있어 넉넉하면 마음도 안정되고 조(燥)한 증세도 가라앉게
된다. 비록 마음이 불안하고 안정되지 않았다가도 잠깐동안
이라도 편안하고 여유가 생기고 보면 그 병은 고칠 수가 있
다. 고칠 수 있는 자에게는 생강, 부자를 써야 효력이 있을 것
이다.
아 들 : 소음인이 경계해야 될 증세는 어떤 것입니까?
아버지 : 누차 강조하는 점인데, 소음인이 보통 건강한 사람으로서 한
달에 혹 설사를 두세 번 한다면 가벼운 병자라고 할 수 없다.
하루 동안에 굳은 대변이라도 세 번이나 네 번 본다면 이것도
가벼운 병자라고 할 수가 없다.
아 들 : 황달에는 어떤 종류가 있으며, 처방은 어떠합니까?
아버지 : 장중경이가 말하기를 「상한 7, 8일이 되어 몸이 누렇고, 소변
이 잘 나오지 않으며, 배가 조금 부르면 이것은 태음병에 속

하는 것이다.」라 했다. 이 종류가 있고, 둘째 종류로서는 유
행성 전염병에 의해 황달이 되는 경우가 있다. 이런 증세에
마땅히 인진귤피탕(茵蔯橘皮湯), 인진부자탕(茵蔯附子湯),
인진사역탕(茵蔯四逆湯), 장달환(瘴疸丸)을 써야 하고, 혹
파두단(巴豆丹)을 쓰기도 한다.

18	황달복미만(黃疸腹微滿)
	소변대변리(小便大便利)
19	인진귤피탕(茵蔯橘皮湯)
	인진부자탕(茵蔯附子湯)
20	인진사역탕(茵蔯四逆湯)
	장달파두단(瘴疸巴豆丹)

아　들 : 결흉증(結胸證)은 무엇이며, 수결흉(水結胸)이란 무엇입니까?
아버지 : 결흉증이란 명치 밑이 단단하게 뭉친 듯 자각증상을 나타내
는 것이고, 수결흉은 가슴에 물이 맺혀서 생겼다고 해서 그렇
게 부르며, 큰 열이 없다.
아　들 : 이 수결흉에 처방은 어떠합니까?
아버지 : 계지반하생강탕(桂枝半夏生薑湯), 적백하수오관중탕(赤白
何首烏寬中湯), 삼물백산(三物白散), 또는 파두단(巴豆丹)
을 쓴다.

21	수결무열증(水結無熱證)
	비만제하근(痞滿臍下近)
22	계지반하생강탕(桂枝半夏生薑湯)
	적백하수오관중탕(赤白何首烏寬中湯)

아　들 : 소음인의 불치병인 장결병(臟結病)에 대해 설명해 주십시오.
아버지 : 소양인과 비교하여 말하자면, 소양인의 병에 명치 밑이 단단하게 뭉친 것은 결흉병(結胸病)인데, 이 병은 고칠 수가 있다. **소음인의 병에 명치 밑이 단단하게 뭉친 것은 장결병이라고 하는데, 이 병은 고칠 수 없다.** 수결흉과 한실결흉증(寒實結胸證) 등은 단지 명치 밑이 가득하여 답답한 증세이지, 참으로 명치 밑이 뭉친 것은 아니다. 만일 소음인이 명치 밑 오른쪽에 단단하게 뭉친 것이 있으면 이것은 고치지 못한다.

23	장결결경병(臟結結硬病)
	원래사불의(元來死不醫)

아　들 : 음황(陰黃)은 무엇이며, 치료법은 어떠합니까?
아버지 : 음황은 황달의 일종으로서 습이 많고 열이 적은 증세를 말한다. 황달병은 보통 해가 질 때 열이 오르기 마련이다. 그러나 도리어 오한이 있는 것은 여색(女色)이 지나쳐서 생기는 것이다. 증세로는 방광이 아프고, 아랫배가 가득하며, 발바닥이 뜨겁다. 이 중 음황은 곧 소음인의 병이니, 주씨인진귤피탕(朱氏茵陳橘皮湯), 인진사역탕(茵陳四逆湯)을 써야 한다.

여색이 지나쳐서 황달이 생기는 것, 열로 해서 생긴 황달, 또 소변을 시켜야 할 황달은 소음인의 병이 아닌 것이다. 비만(痞滿), 황달, 부종(浮腫)은 모두 같은 증세에서 오는 병으로서 다만 경중(輕重)이 있을 뿐이다. 만일 소변을 보고자 하거든 건강(乾薑), 양강(良薑), 진피(陳皮), 청피(靑皮: 푸른 귤의 껍질), 향부자(香附子), 익지인(益智人) 등을 사용한다. 이것들은 소음인의 소변을 잘 나오게 하는 약이다. 소양인의 소변을 잘 나오게 하는 약으로는 형개(荊芥), 방풍(防風), 강활(姜活), 독활(獨活), 복령(茯苓), 택사(澤瀉)가 있다.

24	음황인진사역탕(陰黃茵蔯四逆湯)
	주씨인진귤피탕(朱氏茵蔯橘皮湯)
25	건양강진향부익(乾良薑蔯香附益)
	능사소음이소변(能使少陰利小便)

아 들 : 말씀 잘 들었습니다.

사•상•의•학

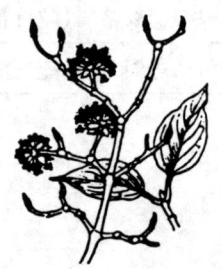

• 산수유나무 •
층층나무과에 딸린 갈잎
작은 큰키나무.
한방에서 열매 또는 씨를 말린 것을
'산수유'라 하며, 요통腰痛·해수·
유뇨遺尿 따위에 씀.

8. 소음인(少陰人) 범론(泛論)

　범론이란 요령을 알 수 있게 전체에 걸쳐 대략 논한 글이다. 즉 6, 7장의 소음인 병을 다시 한 번 전체적으로 살펴보는 것이 된다.
　사상의학의 근원에 대해서 생각해 보자.
　동무 선생님께서 말씀하시기를 「내가 의학 경험이 있고 나서 5, 6천년 후에 태어나서 옛사람의 저술을 살펴보다가 우연히 사상인 장부의 이치를 발견하였다.」라고 했다.
　〈단기고사(檀奇古史)〉에 다음과 같이 기록되어 있다.
　"구물(丘勿: 44대 단군, B.C.425년에 임금이 되셨다.) 10년에 서백원(徐佰元)이 태양(太陽)·태음(太陰)·소양(少陽)·소음(少陰)의 '사상의학'을 저술하여 임금께 바쳤다."

아　들 : 태양병과 양명병이 들면 열이 나는 증세는 같다고 하셨는데, 두 병증의 구별 기준은 무엇입니까?
아버지 : 열이 나고 오한(惡寒)이 들면 태양병(太陽病)이요, 열은 나지만 오한이 없으면 양명병(陽明病)이다. 구별점은 오한이

나고 안 나고에 있다. 이 병들의 양기(陽氣)의 강하고 약한 것이 마치 백두산과 조그만 언덕에 비교하는 것과 같다.

아　들 : 태음병과 소음병이 들면 설사하는 증세는 같다고 하셨는데, 두 병증의 구별 기준은 무엇입니까?

아버지 : 설사를 해도 갈증이 없으면 태음병이요, 설사를 하면서 갈증이 나는 것은 소음병이다. 구별점은 갈증이 있고 없고에 있다. 냉한 기운이 모이고 흩어지며, 경하고 중한 차이는 소양호를 조그만 못에 비교하는 것과 같다.

아　들 : 곽향정기산(藿香正氣散), 향사양위탕(香砂養胃湯)의 증세와 독삼팔물탕(獨蔘八物湯), 계부이중탕(桂附理中湯)을 쓰는 증세는 어떤 차이가 있습니까?

아버지 : 곽향정기산, 향사양위탕의 증세는 평지에 좋은 말이 달리듯 치료하기 쉽지만, 독삼팔물탕, 계부이중탕을 쓰는 증세는 등산짐을 지고 지리산에 오르듯 힘든 병세이다. 그러므로 소음인은 양명병, 소음병에 두려워하고, 마음을 편히 하고 조심하여 병을 치료하도록 해야 한다.

아　들 : 태양병과 양명병에 땀이 나는 이유가 다른데, 무엇이 다릅니까?

아버지 : 태양병에 땀이 나는 것은 더운 기운이 찬 기운을 물리치느라고 땀이 나는 것이요, 양명병에 땀이 나는 것은 찬 기운이 더운 기운을 범하느라고 땀이 나는 것이지.

아　들 : 태음병과 소음병에 설사가 나는 이유가 다른데, 무엇이 다릅니까?

아버지 : 태음병의 설사는 더운 기운이 찬 기운을 쫓아 버리는 설사요, 소음병의 설사는 찬 기운이 더운 기운을 핍박하는 설사이지.

아 들 : 소음인의 병에 두 가지 좋은 증세가 있다고 하셨는데, 무엇입니까?
아버지 : 인중(코와 입술 사이)에 땀이 나는 것과 능히 물을 마시려 하는 것 두 가지이다.
아 들 : 소음인의 병에 두 가지 위급한 증세가 있다고 하셨는데, 무엇입니까?
아버지 : 열이 나면서 땀이 많은 것과 맑은 물설사를 하는 것 두 가지이다.
아 들 : 소음인의 병에 여섯 가지 큰 증세가 있다고 하셨는데, 무엇입니까?
아버지 : 첫째는 소음병, 둘째는 양명병, 셋째는 태음병의 음독증(陰毒證), 넷째는 태양병의 궐음증(厥陰證), 다섯째는 태음병의 황달증(黃疸證), 여섯째는 태양병의 위가실증(胃家實證)이다.
아 들 : 양명병과 소음병에 대해 좀더 얘기를 해주십시오.
아버지 : 열이 있으면서 땀이 나면 병이 반드시 풀릴 것인데, 열이 있고 땀이 나면서도 병이 더욱 심한 것은 양명병이다. 체한 것이 뚫려서 설사를 하면 병이 반드시 풀릴 것인데, 체한 것이 뚫려서 설사를 하면서도 병이 더욱 심한 것은 소음병이지. 양명병과 소음병은 사기(邪氣)가 바른 기운을 범한 것이니 급히 약을 써야만 한다.
아 들 : 궐음증과 음독증에 대해서 좀더 말씀해 주십시오.
아버지 : 오한(惡寒)이 나면서 땀이 나면 반드시 병이 다 풀려야 할 것인데, 오한이 있으면서 땀이 나고서도 그 병이 반은 풀리고 반은 풀리지 않는 것은 궐음증이 되는 조짐이다. 배가 아프면

서 설사를 하면 병이 반드시 다 풀려야 할 것인데, 배가 아프면서 설사를 하고서도 그 병이 반은 풀리고 반은 풀리지 않는 것은 음독증의 조짐이다. 이 궐음증과 음독증은 정기와 사기가 서로 기울어질까 말까 하는 병이니 미리 약을 써야 한다.

아 들 : 약을 씀에 있어 병의 가볍고 중함에 따라 써야 한다고 하셨는데, 태양병과 태음병의 가벼운 증세는 어떠합니까?

아버지 : 열이 나고 한 번 땀을 흘린 후에 병이 즉시 풀리면 태양병 중의 가벼운 증세요, 체해서 한 번 설사를 한 후에 병이 즉시 풀리면 태음병 중의 가벼운 증세이다. 이러한 태양병과 태음병의 가벼운 증세는 약을 쓰지 않아도 역시 병이 저절로 나을 것이다.

아 들 : 다음으로 중한 증세는 어떻게 해야 합니까?

아버지 : 열이 난 지 사흘이 되어도 땀이 나지 않아 병이 풀리지 않는 것은 태양병 중에서 더욱 심한 병이다. 체한 지 사흘이 되어도 소화를 못 시키는 것은 태음병 중에서 더욱 심한 병이지. 이러한 태양병·태음병의 심한 증세는 이미 가벼운 증세라고 할 수는 없으나, 약 2, 3첩을 쓰면 또한 저절로 나을 것이다.

아 들 : 가장 중한 증세는 어떠합니까?

아버지 : 열이 난 지 6일이 되어도 땀이 나지 않아 병이 풀리지 않는 증과 체한 지 6일이 되어도 소화를 시키지 못하여 내리지 못하면, 이것은 태양병의 위가실증과 태음병의 황달병이다. 위가실증과 황달병은 정기와 사기가 꽉 막혀서 굳은 병이니 약을 많이 써야 한다.

아 들 : 태양, 태음병과 양명, 소음병의 증세를 꼭 살피고 알아야 할 시기는 언제까지입니까?

아버지 : 태양·태음병이 6, 7일 지나면, 혹은 위험한 증세가 되거나 혹은 중한 증세가 되기도 한다. 그리고 10일 이내에 반드시 위태로운 증세가 나타난다. 양명·소음병은 처음부터 이미 **중증이 되며, 2, 3일이 지나면 반드시 위험한 증세가 된다. 그렇기 때문에 양명·소음병은 처음 시작할 때부터 증세를 살펴야 하고, 태양병과 태음병은 병이 생긴 지 4, 5일 사이에 반드시 증세를 살펴야 한다.**

아 들 : 각 병증이 다른 병증으로 변하는 변증(變證)의 많고 적음은 어떠합니까?

아버지 : **태양병과 태음병**은 병세가 천천히 진행되고, 날짜를 오래 끌기 때문에 **변증이 많다. 양명병과 소음병**은 병세가 급박해서 오래 끌지 못하기 때문에 **변증이 적다.** 양명병과 소음병은 하루가 지나서 이틀이 되면 반드시 약을 써야 하고, 태양병과 태음병은 4일이 지나서 5일이 되면 반드시 약을 써야 한다. **또 태양병의 궐음증과 태음병의 음독증은 모두 6, 7일이 되면 죽음에 이르게 된다.** 그러니 더욱 삼가해야만 한다.

아 들 : 각 병증에 따라 어떤 약을 써야 하며, 복용하는 약의 양을 다시 한 번 말씀해 주십시오.

아버지 : **양명병과 태양병의 위급한 자에게는 독삼팔물탕(獨蔘八物湯), 보중익기탕(補中益氣湯)**을 써야 병을 풀 수가 있다. 그리고 병세가 몹시 위급할 때에는 하루에 3, 4첩을 계속하여 연일 사용해야 한다. 소음병과 태음병의 위급한 자에게는 독**삼부자이중탕(獨蔘附子理中湯), 계부곽진이중탕(桂附藿陳理中湯)**을 써야 병을 풀 수가 있다. 병세가 극히 위급할 때에는 하루에 네 번 약을 먹여야 하고, 병세가 반쯤 위급할 때에는

하루에 세 번 약을 먹일 것이다. 그 다음부터는 병세가 더 감하여지지 않더라도 하루에 두 번 먹이고, 병세가 조금 감해지면 이틀에 세 번 먹이고, 혹은 하루는 한 번, 다음 하루는 두 번 먹인다. 병세가 크게 감해졌으면 하루에 한 번 먹이고, 병세가 더욱 감해졌으면 2, 3일에 한 번, 4, 5일에 한 번을 먹이지. 대개 병이 있는 자는 약을 써야 하고, 병이 없는 자는 약을 쓸 필요가 없다. 중병에는 중한 약을 쓰고, 가벼운 병에 중한 약을 써서는 안된다. **만일 가벼운 병에 중한 약을 즐겨 쓰거나, 병이 없는 자에게 약을 쓰기를 좋아하면 내장의 기운이 약해져서 더욱 병을 불러오게 된다.**

아 들 : 약을 항상 쓰는 일이 흔히 우리 주위에 있는 것 같은데, 이것의 해로움은 어떠합니까?

아버지 : 비유하자면, 기름진 고기가 입맛에 좋으나, 늘 먹으면 도리어 입맛을 잃게 되는 것이고, 양털로 지은 옷이 추위를 막아주기는 하지만, 항상 입고 있으면 도리어 추위를 타게 되지. 약의 해로움은 이보다 더함이 있다. 만일 늘 쓰는 약의 해로움을 말하자면, 전혀 약을 쓰지 않는 불리함보다도 백배나 그 해가 더한 것이지. 지혜롭지 못한 사람들이 아편을 피우거나, 수은(水銀), 산삼, 녹용(鹿茸)을 자주 먹고 목숨을 재촉하니 안타까운 일이로다.

아 들 : 소음인이 피를 토하는 경우와 목구멍이 아프고 붓는 병에 어떤 약을 사용해야 합니까?

아버지 : 토혈(吐血)증에는 마땅히 독삼팔물탕(獨蔘八物湯)을 쓰고, 인후통(咽喉痛)에는 마땅히 독삼관계이중탕(獨蔘官桂理中湯)을 써야 하지.

1	토혈독삼팔물탕(吐血獨蔘八物湯)
	인후독삼관계탕(咽喉獨蔘官桂湯)

아　들 : 소음인의 부종(浮腫)에 어떤 처방을 해야 합니까?

아버지 : 부종이란 **온몸이 부어 오르는 병**으로 심장병이나 신장병 또는 어느 국부(局部)의 혈액순환 이상 등으로 일어난다. 여기서는 소음인이 입맛이 있어서 음식을 보통 때보다 두 배를 더 먹고, 한달이 지나지 않아서 부종이 생겨서 죽는 것을 말한다. 소음인의 허기증(虛飢症)은 부종에 속한 것이기 때문에 위험한 증세이므로, 급히 다스려야 하니, 이 증세에는 마땅히 궁귀총소이중탕(芎歸蔥蘇理中湯)을 써야 한다.

아　들 : 소음인의 부종에 다른 단방약은 없습니까?

아버지 : **노루의 간을 한 부분 잘 썰어서 회로 만들어 한 번 먹고, 계속 다섯 부분을 먹으면 그 병이 즉시 나아지게 되지**. 또 소음인이 노루간 일부를 먹으면 시력이 배로 좋아지고 원기가 솟아나게 되지. 하지만 소양인의 허로병(虛勞病)에 노루간을 먹게 되면 피를 토하고 죽게 되지. 또 다른 처방이 있는데, **간수(소금이 공기 가운데의 습기를 흡수하여 녹아 분리되어 짜고 씀)를 하루에 반 숟가락씩 먹이고, 이를 4, 5일 동안 먹이면 부종이 많이 나아진다. 한달을 먹이면 영구히 완쾌해 다시 재발하지 않는다.**

2	부종장간해염반(浮腫獐肝海鹽半)
	궁귀총소이중탕(芎歸蔥蘇理中湯)

아　들 : 소음인의 인후통에 어떤 처방을 해야 합니까?

아버지 : 인후통이 여러 해가 지나도록 낫지 않을 때, 금빛 무늬가 있는 뱀을 술에 담근 것(금사주 : 金蛇酒)을 먹이면 즉시 효력을 보게 된다.

3	경년불유인후통(經年不愈咽喉痛)
	금색황색금사주(金色黃色金蛇酒)

아　들 : 소음인의 이질(痢疾)에는 어떤 처방을 해야 합니까?

아버지 : 항적사(項赤蛇)를 달여 먹이게 되면 즉시 효력이 있다. 약을 달이는 방법에 주의를 해야 한다. 항적사의 머리와 꼬리를 잘라버리고 두 겹 비단주머니에 넣어서 약 항아리 안에 나무를 따로 걸치고, 위에 매달아 놓은 후, 물 다섯 사발을 붓고 달여서 한 사발쯤 되면 먹는다. 두 겹 비단주머니에 넣는 것은 뱀의 뼈가 섞일까 걱정하기 때문이다. 뱀의 뼈에는 독이 있는 것이다. 항적사란 율모기 종류의 뱀으로 온몸에 붉은 무늬가 있다. 또 큰 마늘 세 통과 꿀 반 숟갈을 달여서 3일 동안 먹게 되면 즉시 나아진다.

4	이질항적사(痢疾項赤蛇)
	산삼과밀반(蒜三顆蜜半)

아　들 : 소음인의 종기와 부스럼이 생긴 경우 치료법은 어떠합니까?

아버지 : 소음인의 젖 근처 갈빗대에 종기가 나서 7, 8개월이 되도록

나쁜 고름을 항상 흘린 경우가 있었다. **산삼말(山蔘末), 웅담말(熊膽末)**을 각 1분(一分)쯤 개어 붙이게 하여 병을 낫게 하였다. 소음인의 온몸에 부스럼이 났을 때, **인삼가루(人蔘末)를 바르게** 하면 즉시 나아진다.

아　들 : 소음인의 내옹(內癰)에는 어떤 치료법이 필요합니까?

아버지 : 내옹이란 종기가 장부에 생겨 밖으로는 보이지 않는 것을 말하지. 그 아픈 곳을 알고, 고름이 있는 것만 분명히 안다면 화침(火針)을 써가지고 고름을 뽑아내어야 한다.

아　들 : 화침이란 무엇입니까?

아버지 : 침을 특수하게 사용하는 방법인데, 금속침의 끝을 달군 다음 빠르게 인체의 일정 부위의 피부 밑 조직을 자극하고 빠르게 빼내는 방법이다. 이것은 외과(外科)의 일부 질병과 풍습성 관절염(風濕性關節炎)의 치료에 많이 사용되지.

아　들 : 소음인의 등창에 어떻게 치료해야 합니까?

아버지 : 등창을 배옹(背癰)이라고도 하는데, 등에 나는 큰 부스럼(종기 : 腫氣)을 말하지. 등창에는 **화도(火刀)로 종기를 째야 한다.** 째는 것을 일찍할 것이니, 때를 놓치면 온 등이 단단하게 굳어질 것이야. 이는 요즘 외과 수술이 더 잘하고 있으니, 더 말은 하지 않도록 하자.

5	누창산삼웅담말(漏瘡山蔘熊膽末)
	내옹배옹화침도(內癰背癰火針刀)

아　들 : 소음인의 반신불수(半身不遂)에는 어떤 처방을 해야 합니까?

아버지 : **철액수(鐵液水)**를 먹게 하면 즉시 나아진다. 철액수란 무엇인고 하니, 잡철이 섞이지 않은 순 무쇠를 잘게 부숴서 그릇에 담고, 정화수(井華水)를 가득 부어 두면, 녹물은 가라앉고 물 위에 기름이 뜨게 되지. 이를 적당히 떠서 먹는데 이 물을 철액수라고 하지.

아 들 : 소음인의 중풍병에 혀가 굳어서 말을 못할 경우 어떻게 해야 합니까?

아버지 : **합곡혈(合谷穴)**에 **침**을 놓게 되면 신통하게 나아진다. 약으로 빠른 효험을 보지 못한 경우 침으로 빠르게 고칠 수 있는데 약, 침, 뜸 등의 보조가 필요하다.

6	반신불수철액수(半身不遂鐵液水)
	중기불어합곡침(中氣不語合谷針)

아 들 : 침을 놓는 혈에도 사상인에게 적합한 혈이 있습니까?

아버지 : 동무(東武) 선생님께서도 그런 생각을 하셨고, 근면하고 의덕이 후하여 사람 살리기를 좋아하는 후학에게 기대한다고 하셨다. 벌써 팔상의학이 나와 있고, 팔상맥진법이 권도원(權度沅) 박사(한국체질침학회장)에 의해 창안되었고, 권도원님에 의해 체질침이 개발되어 있지. 침술도 사암오행침, 고려수지침, 체질침 등 많고 좋은 우리 침술이 있으니, 너에게 기대가 크다.

아 들 : 가슴속에 새기어 듣겠습니다. 소음인 어린아이의 학질에는 어떤 처방이 필요합니까?

아버지 : 학질이 시작하는 이른 아침에 **불에 달군 금정비(金頂砒)**를 곱게 가루로 만들어 6리(厘 : 일 푼(分)의 1/10중량)를 생감초탕(生甘草湯)에 복용하면 병이 나아진다. 금정비란 납을 도가니에 넣고 끓이다가 백비상을 납에 섞어 연기가 나지 않을 때까지 달구어 가지고, 이것이 식은 뒤에 꺼내면 비상이 납 위에 있게 되는데, 이 비상을 금정비라고 하지.

아 들 : 금정비 사용에 주의할 점이 있을 것 같습니다.

아버지 : 비상(砒霜)은 반드시 금정비로 만들어 사용해야 하며, 또 불에 달구어야 한다. **분량은 6리를** 지나쳐도 안되고, 또 6리가 못 되어도 안된다. 6리를 지나치면 약의 독이 너무 지나치고, 6리가 안되면 학질이 낫지 않는다. 한 번 먹어서 나은 뒤에 재발된 자에게 이 약을 다시 쓰면 그 병이 더 위태로워진다. 그래서 **이 약은 한 번만 쓸 것이요,** 두 번 쓸 약은 못 되지.

아 들 : 사용상 주의점에는 어떤 이치가 있습니까?

아버지 : 한 번 쓰면 병이 낫고, 학질이 재발하지 않은 것은 모두 소음인 아이이고, 한 번 쓴 뒤에 병이 낫다가 또 재발하는 것은 모두 소음인 아이가 아니다. 오직 소음인 아이로서 학질을 고치지 못한 자에게만 이 약을 쓸 것이요, 보통 학질에는 이런 상서롭지 못한 약을 쓰지 않는 것이 좋지.

아 들 : 소음인의 하루 걸러 학질에 오한이 있을 경우 처방은 어떠합니까?

아버지 : **천궁계지탕(川芎桂枝湯)** 2, 3첩을 쓰면 낫게 되지.

아 들 : 소음인이 뱃속이 가득하고 대변이 굳어지는 학질에 걸렸을 때의 처방은 어떠합니까?

아버지 : 마땅히 **파두(巴豆)**를 써야 하지.

7	학병대변경파두(瘧病大便硬巴豆)
	오한천궁계지탕(惡寒川芎桂枝湯)

아　들 : 사람을 치료하는 약은 모두 좋다고 합니다만, 소음인에게 있어서 신석(信石)과 비상(砒霜)은 어떠합니까?

아버지 : 신석과 비상을 소음인의 다른 병에 써서는 모두 위태로우나, 오직 한 가지 학질만을 다스리는 장점이 있다. 이것은 차라리 계지(桂枝), 인삼(人蔘), 백작약(白芍藥)을 3, 4차 써서 학질을 치료하는 것만 못하니, 쓸 데 없는 약이지.

아　들 : 다른 사상인의 약 중에도 한 가지 증세에만 사용 가능한 약이 있습니까?

아버지 : 태음인에게 참외꼭지도 태음인의 모든 병에 위험하지만 오직 담(痰)을 다스리고, 가래가 막힌 것을 뚫는 장점이 있으나, 위태로운 약이지. 이는 차라리 **길경(桔梗), 맥문동(麥門冬), 오미자(五味子)**를 3, 4차 써서 담을 다스리고 가래가 막힌 것을 뚫는 것만 못하지.

아　들 : 쭉 소음인에 대해서 일견하니 이해하기가 쉬웠습니다.

아버지 : 쉬웠다니 다행이구나.

아　들 : 말씀 잘 들었습니다.

9. 소음인(少陰人) 처방(處方)

　이 장에서는 장중경 상한론 중 소음인의 병을 경험해서 만든 약방문 23가지, 송·원·명 3대의 학자들의 저술 중 소음인의 병에 경험한 중요한 약 12가지와 파두약 6가지 방문, 소음인의 병에 응용할 수 있게 새로 정한 중요한 약 24방문을 적어 놓고 있다.

1. 장중경의 상한론 중 소음인의 병을 경험해서 만든 23가지 처방

아　들 : 계지탕을 만드는 약재는 무엇입니까?
아버지 : 계지(桂枝) 3전(三錢), 백작약(白芍藥) 2전, 감초(甘草) 1
　　　　 전, 생강(生薑) 3쪽(三片), 대추 2개로 만들지.
아　들 : **이중탕(理中湯)**을 만드는 약재는 무엇입니까?
아버지 : 인삼, 백출(白朮), 건강(乾薑) 각 2전, 구감초(灸甘草) 1전
　　　　 으로 만들지.
아　들 : **강부탕(薑附湯)**을 만드는 약재는 무엇입니까?

아버지 : 포건강(炮乾薑) 1냥(一兩), 포부자(炮附子) 1쪽(一枚). 이
것을 5전으로 쪼개서 물에 달여 먹는다. 부자를 생으로 쓰면
백통탕(白通湯)이라 하지.
아　들 : 사순이중탕(四順理中湯)을 만드는 약재는 무엇입니까?
아버지 : 인삼, 백출(白朮), 건강(乾薑), 구감초(灸甘草) 각 2전이다.
아　들 : 계지인삼탕(桂枝人蔘湯)을 만드는 약재는 무엇입니까?
아버지 : 구감초, 계지 각 1전 8분(一錢八分), 백출, 인삼, 건강 각 1전
5분이다.
아　들 : 사역탕(四逆湯)을 만드는 약재는 무엇입니까?
아버지 : 구감초 6전, 포건강 5전, 생부자(生附子) 1쪽(一枚)을 두 첩
으로 나누어 물에 끓여 먹는다.
아　들 : 후박반하탕(厚朴半夏湯)을 만드는 약재는 무엇입니까?
아버지 : 후박(厚朴) 3전, 인삼, 반하(半夏) 각 1전 5분, 감초 7분 5리
(七分五理), 생강(生薑) 7쪽(七片)으로 만든다.
아　들 : 반하산(半夏散)을 만드는 약재는 무엇입니까?
아버지 : 제반하(製半夏), 구감초, 계지 각 2전으로 만든다.
아　들 : 적석지우여량탕(赤石脂禹餘粮湯)을 만드는 약재는 무엇입니
까?
아버지 : 적석지(赤石脂), 우여량(禹餘粮) 각 2전 5분으로 만든다.
아　들 : 부자탕(附子湯)을 만드는 약재는 무엇입니까?
아버지 : 백미(白米) 4전, 백작약, 백복령(白茯苓) 각 3전, 포부자, 인
삼 각 2전으로 만든다.
아　들 : 마황부자세신탕(麻黃附子細辛湯)을 만드는 약재는 무엇입니
까?
아버지 : 마황(麻黃), 세신(細辛) 각 2전, 포부자 1전으로 만든다.

아　들 : 마황부자감초탕(麻黃附子甘草湯)을 만드는 약재는 무엇입니까?
아버지 : 마황, 감초 각 3전, 포부자 1전으로 만들지.
아　들 : 당귀사역탕(當歸四逆湯)을 만드는 약재는 무엇입니까?
아버지 : 백작약, 당귀(當歸) 각 2전, 계지 1전 5분, 세신, 통초(通草), 감초 각 1전으로 만든다.
아　들 : 반하사심탕(半夏瀉心湯)을 만드는 약재는 무엇입니까?
아버지 : 열반하(裂半夏) 2전, 인삼, 감초, 황금(黃芩) 각 1전 5분, 건강 1전, 황련(黃連) 5분, 생강(生薑) 3쪽(三片), 대추 2개로 만들지.
아　들 : 생강사심탕(生薑瀉心湯)을 만드는 약재는 무엇입니까?
아버지 : 생강, 반하 각 2전, 인삼, 건강 각 1전 5분, 황련, 감초 각 1전, 황금 5전, 대추 3개로 만든다.
아　들 : 감초사심탕(甘草瀉心湯)을 만드는 약재는 무엇입니까?
아버지 : 감초 2전, 건강, 황금 각 1전 5분, 제반하(製半夏), 인삼 각 1전, 대추 3개로 만들지.
아　들 : 인진호탕(茵蔯蒿湯)을 만드는 약재는 무엇입니까?
아버지 : 인진(茵蔯) 1냥(一兩), 대황(大黃) 5전, 괴자(愧子) 2전을 사용한다. 사용시 인진을 달여서 반으로 졸인 후에, 두 가지 약을 넣고 달여서 다시 반으로 졸인 후에, 하루에 두 번 복용한다. 그러면 소변이 잘 나오고 빛이 붉어지면서 배부른 것이 줄고 소변의 누런 빛이 차츰 없어질 것이다.
아　들 : 저당탕(抵當湯)을 만드는 약재는 무엇입니까?
아버지 : 수질초(水蛭炒), 맹충초(虻虫炒)〈이 두 가지는 발을 뗀다〉, 도인(桃仁)〈이것은 뾰족한 데를 그대로 둔다〉 각각 10개, 대

황증(大黃蒸) 3전으로 만들지.

아　들 : **도인승기탕(桃仁承氣湯)**을 만드는 약재는 무엇입니까?

아버지 : 대황 3전, 계심(桂心), 망초(芒硝) 각 2전, 감초 1전, 도인(桃仁: 뾰족한 데를 그대로 둔다) 10개로 만든다.

아　들 : **마인환(麻仁丸)**을 만드는 약재는 무엇입니까?

아버지 : 대황증(大黃蒸) 4냥(四兩), 기실(枳實), 후박, 적작약(赤芍藥) 각 2냥, 마자인(麻子仁) 1냥 5전, 행인(杏仁) 1냥 2전 5분. 이것을 가루로 만들어 꿀에 섞어 환약을 만드는데 크기를 오동나무 열매만큼씩 해서 마음이 안정되었을 때 50알씩 더운 물에 먹는다.

아　들 : **밀도법(密導法)**이란 무슨 처방을 말합니까?

아버지 : 노인과 허약한 자에게 다른 약을 쓸 수 없을 때 사용하는데, 벌꿀을 끓이면서 조각말(皂角末)을 조금씩 넣고 환약을 만든 후 이것을 항문 안에 넣으면 곧 대변이 통하게 되지.

아　들 : **대승기탕(大承氣湯)**을 만드는 약재는 무엇입니까?

아버지 : 대황 4전, 후박, 기실, 망초(芒硝) 각 2전으로 만들며, 탕을 만드는 방법은 물을 큰 술잔으로 두 잔(500cc) 붓고 먼저 기실, 후박을 넣고 한 잔이 될 때까지 달이다가 대황을 꺼내고 또 2/3쯤 될 때까지 달인다. 거기에 찌꺼기를 버리고 망초를 넣어서 다시 한 번 끓여 가지고 덥게 해서 먹는다.

아　들 : **소승기탕(小承氣湯)**을 만드는 약재는 무엇입니까?

아버지 : 대황 4전, 후박, 기실 각 1전 5분을 부숴서 한 첩으로 만들어 물에 달여 먹는다.

2. 송·원·명 3대 의학자들의 저술 중 소음인의 병에 경험한 중요한 약 13가지와 파두약(巴豆藥) 6가지 방문

아 들 : 십전대보탕(十全大補湯)을 만드는 약재는 무엇이며, 어떤 병을 다스립니까?

아버지 : 인삼, 백출, 백작약, 구감초, 황기(黃芪), 육계(肉桂), 당귀(當歸), 천궁(川芎), 백복령, 숙지황(熟地黃) 각 1전, 생강 3쪽, 대추 2개. 이 방문은 왕호고(王好古)의 〈해장서(海臟書)〉속에서 나온 것으로 **허로증(虛勞症)**을 다스린다. 이제 이 방문을 다시 생각해 보면, 마땅히 **백복령, 숙지황을** 빼고 **사인(砂仁), 진피(陳皮)**를 써야 할 것이다.

아 들 : 보중익기탕(補中益氣湯)을 만드는 약재는 무엇이며, 어떤 병을 다스립니까?

아버지 : 황기 1전 5분, 구감초, 인삼, 백출 각 1전, 당귀, 진피 각 7분, 승마(升麻), 시호(柴胡) 각 3분, 생강 3쪽, 대추 2개. 이 방문은 이고의 〈동원서〉 속에서 나온 것으로 **노권(勞倦), 허약, 신열, 번조, 자한(自汗), 권태**를 다스린다. 다시 생각해 보면 황기는 3전을 쓰고, 승마, 시호를 빼고 대신 곽향(藿香), 소엽(蘇葉)을 사용해야 할 것이다.

아 들 : 향사육군자탕(香砂六君子湯)을 만드는 약재는 무엇이며, 어떤 병을 다스립니까?

아버지 : 향부자(香附子), 백출, 백복령, 반하, 진피, 후박, 백두구(白豆寇) 각 1전, 인삼, 감초, 목향(木香), 축사(縮砂), 익지인(益智仁) 각 5분, 생강 3쪽, 대추 2개. 이 방문은 공신의 〈의감(醫鑑)〉에서 나온 것으로, 음식에 생각이 없고, 음식을 먹

어도 내리지 않고, 먹고 나면 배가 몹시 부른 것을 다스린다. 생각해 보면 마땅히 백복령을 빼고 백하수오(白何首烏)를 써야 한다.

아 들 : 목향순기산(木香順氣散)을 만드는 약재는 무엇이며, 어떤 병을 다스립니까?

아버지 : 오약(烏藥), 향부자, 청피(靑皮), 진피, 후박, 지각(枳角), 반하 각 1전, 목향, 축사, 계피 각 5분에서 나온 것으로, 중기병(中氣病)을 다스리지. 중기란 남과 싸우다가 갑작스런 노기(怒氣)로 해서 기운이 역(逆)하여 현기가 나면서 쓰러지는 병이지. 이럴 때는 먼저 생강탕을 달여서 구제하고 난 뒤, 이 약을 쓰면 된다.

아 들 : 소합향원(蘇合香元)을 만드는 약재는 무엇이며, 어떤 병을 다스립니까?

아버지 : 백출, 목향, 침향(沈香), 사향(麝香), 정향(丁香), 안식향(安息香), 백단향(白壇香), 가자피(訶子皮), 향부자, 필발(蓽撥), 서각(犀角), 주사(朱砂) 각 2냥. 먼저 주사를 반으로 나누어서 반을 안식향고(安息香膏)에 소합유(蘇合油)를 넣어 함께 개고, 유향(乳香), 용뇌(龍腦) 각 1냥과 앞의 약재를 가늘게 분말한 것을 안식향고에 꿀을 섞어 함께 개어, 절구에 넣고 천 번을 찧는다. 이것을 한 냥으로 40알씩 만들어 정화수나 더운 물에 2, 3알씩 먹는다. 이 약은 모든 기의 질병, 즉 중기(中氣), 상기(上氣), 기역(氣逆), 기울(氣鬱), 기통(氣通)을 다스린다. 허숙미(許叔微)의 〈본사방(本事方)〉에 말하기를, 「대체로 사람이 몹시 기뻐하면 양(陽)을 해치고, 갑자기 노여워하면 음(陰)을 해치며, 너무 근심과

걱정을 하면 의지가 답답하고, 기가 많으면 역(逆)하는 것이니, 이럴 때 마땅히 이 약을 써야 한다. 만일 이 병을 중풍으로 잘못 알고 치료하다 가는 사람을 많이 죽일 것이다」했다. 위역림의 〈득효방〉에는 말하기를 「**중풍은 맥이 뜨고, 몸이 더우며, 입에 담과 가래가 많다. 중기는 맥이 침(沈)하고, 몸이 서늘하며, 입에 담과 가래가 없다**」했다. 이제 이 방문을 다시 생각해 보니 마땅히 사향, 서각, 주사, 용뇌, 유향을 빼고 곽향, 회향(茴香), 계피, 오령지(五靈脂), 현호색(玄胡索)을 써야 하지.

아　들 : 곽향정기산(藿香正氣散)을 만드는 약재는 무엇이며, 어떤 병을 다스립니까?

아버지 : 곽향 1전 5분, 자소엽(紫蘇葉) 1전, 후박, 대복피(大腹皮), 백출(白朮), 진피, 반하, 감초, 길경(桔梗), 백지(白芷), 백복령 각 5분, 생강 3쪽, 대추 2개, 이 방문은 공신의 〈의감서〉에서 나온 것으로서 **상한을 다스린다**. 다시 주의 깊게 생각해 보면, 마땅히 길경, 백지, 백복령을 빼고, 계피, 건강, 익지인(益智仁)을 써야 하지.

아　들 : 향소산(香蘇散)을 만드는 약재는 무엇이며, 어떤 병을 다스립니까?

아버지 : 향부자 3전, 자소엽 2전 5분, 진피 1전 5분, 창출(蒼朮), 감초 각 1전, 생강 3쪽, 파밑동 2줄기. 이 방문은 위역림의 〈득효방〉에서 나온 것으로, **사시의 온역(瘟疫)을 다스린다**. 태평혜민지제국(太平惠民知劑局)에 말하기를, 「옛날 어느 노인이 있었는데 이 방문을 다른 사람에게 주면서 함께 써 보도록 했더니, 성안에 큰 역병을 앓던 사람들이 이 약을 먹고 모두

나았다」고 한다.

아　들 : **계지부자탕(桂枝附子湯)**을 만드는 약재는 무엇이며, 어떤 병을 다스립니까?

아버지 : 포부자(炮附子), 계진 각 3전, 백작약 2전, 구감초 1전, 생강 3쪽, 대추 2개. 이 방문은 이천의 〈의학입문〉에서 나온 것으로, **땀이 그치지 않고 흐르며 사지가 굳어서 굴신할 수 없는 병**을 고치지.

아　들 : **인진사역탕(茵蔯四逆湯)**을 만드는 약재는 무엇이며, 어떤 병을 다스립니까?

아버지 : 인진(茵蔯) 1냥, 포부자, 포건강, 구감초 각 1전. 이 방문은 **음증황달(陰證黃疸)**로 식은 **땀이 그치지 않는 것**을 다스리지.

아　들 : **인진부자탕(茵蔯附子湯)**을 만드는 약재는 무엇이며, 어떤 병을 다스립니까?

아버지 : 인진 1냥, 포부자, 구감초 각 1전, **음증황달에 몸이 찬 것**을 다스리지.

아　들 : **인진귤피탕(茵蔯橘皮湯)**을 만드는 약재는 무엇이며, 어떤 병을 다스립니까?

아버지 : 인진 1냥, 진피, 백출, 반하, 생강 각 1전. **음증황달에 숨이 차고 토하고 갈증이 없을 때 쓰지.** 인진사역, 인진부자, 인진귤피탕은 주굉의 〈활인서〉에서 나온 것이지.

아　들 : **삼미삼유탕(三味蔘萸湯)**을 만드는 약재는 무엇이며, 어떤 병을 다스립니까?

아버지 : 오수유(吳茱萸) 3전, 인삼 2전, 생강 4쪽, 대추 2개. **궐음증(厥陰證), 구토(嘔吐), 입에 침이 많을 때, 소음증에 사지가**

싸늘하고(四肢厥冷), 번조(煩燥)하며, 또 양명증(陽明證)에 음식이 입에 들어가면 즉시 토하는 것을 다스리는데 신통하지.

아　들 : 벽력산(霹靂散)을 만드는 약재는 무엇이며, 어떤 병을 다스립니까?

아버지 : 이것은 음성격양증(陰盛隔陽證)을 다스리지. 부자 한 개를 구워서 찬 잿속에 반 시간 동안 묻었다가 이것을 꺼내어 반으로 쪼개 가지고 가늘게 썰어서 납다(臘茶) 1전과 물 한 잔을 부어서 달인다. 물이 6할쯤으로 줄면 찌꺼기는 버리고 여기에 꿀 반 술갈을 타서 식혀 가지고 먹는다. 조금 후에 번조하던 것이 그치고 잠이 들면서 땀이 나면 병이 치료되지. 삼미삼유탕과 벽력산은 이천의 〈의학입문〉에서 나온 것이지.

아　들 : 온백원(溫白元)을 만드는 약재는 무엇이며, 어떤 병을 다스립니까?

아버지 : 천오포(川烏炮) 2냥 5전, 오수유, 길경, 시호, 석창포(石菖蒲), 자완(紫菀), 황련, 건강포(乾薑炮), 육계, 천초초(川椒炒), 적복령(赤茯苓), 조각구(皂角灸), 후박, 인삼, 파두상(巴豆霜) 각 5전. 이 약들을 가루로 만들어 꿀을 끓여서 반죽해 가지고 오동나무 열매 크기로 환(丸)을 지어 생강 달인 물에 한 번에 3~5알 내지 7알을 먹게 하지. 이 방문은 적취(積聚), 비벽(痃癖), 황달(黃疸), 고창(鼓脹 : 복막염), 십종수기(十種水氣), 구종심통(九種心痛), 팔종비색(八種痞塞), 오종임질(五種淋疾), 원년학질(遠年瘧疾)을 다스린다. 이 방문은 본국(本局)에서 나왔다. 공신의 의감에 말하기를, 부인의 뱃속에 적기(積氣)가 모여서 마치 애 밴 것과 같고, 몸이 수

척하여 늘 피곤을 느끼고, 혹 노래도 부르고 울기도 하여 미친 사람 같을 때에 이 약을 먹이면 저절로 낫는다. 오래된 병에 이 약을 쓰게 되면 뱃속의 모든 것 — 벌레 같기도 하고 뱀 같기도 한 더러운 것 — 을 모두 쏟아 낸다.

아 들 : **장달환(瘴疸丸)**을 만드는 약재는 무엇이며, 어떤 병을 다스립니까 ?

아버지 : 인지, 괴자(愧子), 대황, 망초(芒硝) 각 1냥, 행인 6전, 상산(常山), 별갑(鱉甲), 파두상(巴豆霜) 각 4전, 두고(豆鼓) 2전. 이 약들을 가루로 만들어 찐 떡에 반죽하여 오동나무 열매 크기로 환을 지어 한 번에 3~5알을 더운 물에 먹게 한다. 이 방문은 위역림의 〈득효방〉에서 나왔는데, 일명 인진환(茵蔯丸)이라고도 하지. **유행성 온역(瘟疫), 장학(瘴癘), 황달(黃疸), 습열병(濕熱病)**을 다스리지.

아 들 : **삼릉소적환(三稜消積丸)**을 만드는 약재는 무엇이며, 어떤 병을 다스립니까 ?

아버지 : 삼릉(三稜), 봉출(蓬朮), 신국(神麴) 각 7전, 파두를 껍질째 쌀과 함께 볶아서 꺼멓게 만들어 쌀을 버린 것, 청피(青皮), 진피, 회향 각 5전, 정향피(丁香皮), 익지인(益智仁) 각 3전. 이 약을 가루로 만들어, 식초로 풀을 쑤어 이를 반죽하여 오동나무 열매 크기로 환을 만든다. 이것을 생강 달인 물에 30~40환씩 먹는다. 이 방문은 이고의 〈동원서〉 속에서 나왔는데, **날 음식과 찬 음식에 체해서 속이 답답한 것**을 다스리지.

아 들 : **비방화체환(秘方化滯丸)**을 만드는 약재는 무엇이며, 어떤 병을 다스립니까 ?

아버지 : 삼릉, 봉출을 잿불 속에 구워서 각 4전 8분, 반하, 신곡(神曲), 목향, 정향, 청피, 진피를 모두 거백(去白)하고, 황련 각 2전 5분, 파두육(巴豆肉)을 초에 담가 하룻밤을 재운 뒤에 볶아서 말린 것 6전. 이 약을 가루로 만들고 오매(烏梅)를 가루로 만든 것에, 밀가루를 조금 넣어서 풀을 쑤어 기장알 크기로 환을 지어서, 한 번에 5~7환 내지 10환씩 먹는다. 대변을 묽게 하려면 더운 물에 먹는다. 적(積)을 녹여 없애려면 진피탕(陳皮湯)에 먹고, 설사를 그치게 하려면 냉수에 먹는다. **일체의 기(氣)를 다스리고, 모든 오래된 적(積)이나 금시에 생긴 적을 사라지게 하여** 이것을 금시에 없앤다. 이것은 막힌 것을 소통하게 하는 공이 있고, 음양을 고르게 하며, 보(補)하고, 사(瀉)하는 묘가 있다. 이 방문은 주진형의 〈단계심법〉에서 나온 것이다.

아　들 : **삼물백산(三物白散)**을 만드는 약재는 무엇이며, 어떤 병을 다스립니까?

아버지 : 길경, 패모(貝母) 각 3전, 파두를 껍질과 심(心)을 없앤 것을 볶고 갈아서 기름기가 있는 채로 1전. 이 약을 가루로 만들어 한 종지쯤 되는 백탕(白湯)에 반 전을 타서 먹는다. 체질이 약한 사람은 반으로 줄인다. 혹 토하거나 설사를 시키고자 하는데 설사가 안되거든 뜨거운 죽을 한 대접 먹일 것이요, 설사가 그치지 않거든 찬 죽을 한 대접 먹일 것이다.

아　들 : **여의단(如意丹)**을 만드는 약재는 무엇이며, 어떤 병을 다스립니까?

아버지 : 천오포(川烏炮) 8전, 빈랑(檳榔), 인삼, 시호, 오수유, 천초(川椒), 백복령, 백강(白薑), 황련, 자완(紫菀), 후박, 육계,

당귀, 길경, 조각(皂角), 석창포(石菖蒲) 각 5전, 파두상 2전 5분. 이 약들을 가루로 만들어 꿀로 환을 짓는데, 오동나무 열매 크기로 하여 밖에 주사(朱砂)를 입혀 가지고, 한 번에 5~7환씩 더운 물에 먹는다. 이 약은 오로지 **온역과 귀신의 빌미로 생기는 병** 일체를 다스린다. 삼물백산과 여의단은 이천의 〈의학입문〉에서 나온 것이지.

아　들 : 파두를 사용할 때, 주의할 점은 무엇입니까?

아버지 : 파두가 든 6가지 방문은 옛날 사람들이 스스로 경험한 것이야. 이 처방 중의 파두의 힘이나 용도는 같음이야. **대개 파두는 소음인의 병에 반드시 써야 하고, 또 경솔하게 사용해서는 안되지.** 이 6가지 처방을 자세히 설명한 것은 그 이치를 분명히 알게 함이다. 이치를 아는 이는 반드시 병을 고칠 수 있지만, 함부로 써서는 안되지.

3. 새로 정한 소음인의 병에 응용하는 중요한 약 24가지

아　들 : **황기계지부자탕(黃芪桂枝附子湯)**을 만드는 약재는 무엇입니까?

아버지 : 계지, 황기 각 3전, 백작약 2전, 당귀, 구감초(炙甘草) 각 1전, 포부자 1전 혹 2전, 생강 3쪽, 대추 2개로 만들지.

아　들 : **인삼계지부자탕(人蔘桂枝附子湯)**을 만드는 약재는 무엇입니까?

아버지 : 인삼 4전, 계지 3전, 백작약, 황기 각 2전, 당귀, 구감초 각 1전, 포부자 1전 혹 2전, 생강 3쪽, 대추 2개로 만들지.

아　들 : **승양익기부자탕(升陽益氣附子湯)**을 만드는 약재는 무엇입니까?
아버지 : 인삼, 계지, 백작약, 황기 각 2전, 백하수오(白何首烏), 관계, 당귀, 구감초 각 1전, 포부자 1전, 혹 2전, 생강 3쪽, 대추 2개로 만들지.
아　들 : **인삼관계부자탕(人蔘官桂附子湯)**을 만드는 약재는 무엇입니까?
아버지 : 인삼 5전, 혹 1냥, 관계, 황기 각 3전, 백작약 2전, 당귀, 구감초 각 1전, 포부자 2전 혹 2전 5분, 생강 3쪽, 대추 2개로 만들지.
아　들 : 이 4가지 약은 어떤 병증을 치료합니까?
아버지 : 모두 망양증(亡陽證)으로 병이 위험할 때 쓰는 것이다. 망양증에 걸려서 사람이 소변이 희고 많으면 위태로운 것이나 그래도 고칠 여지가 있는 것이니, 부자 1전을 넣어서 하루에 두 번씩 먹일 것이다. 소변이 붉고 적어서 고칠 요지가 희박할 때는, 부자 2전을 가하여 하루에 2~3첩씩 써야 하지. 병이 장차 위험하다고 생각되면 부자를 1전 더할 것이요, 위험을 면했어도 부자를 1전을 써야 하지. 병을 조리할 때에도 역시 1전을 넣어서 하루에 두 번씩 먹여야 하지.
아　들 : **승양익기탕(升陽益氣湯)**을 만드는 약재는 무엇입니까?
아버지 : 인삼, 계지, 황기, 백작약 각 2전, 백하수오, 관계, 당귀, 구감초 각 1전, 생강 3쪽, 대추 2개로 만들지.
아　들 : **보중익기탕(補中益氣湯)**을 만드는 약재는 무엇입니까?
아버지 : 인삼, 황기 각 3전, 구감초, 백출, 당귀, 진피 각 1전, 곽향, 소엽 각 3분, 혹 5분, 생강 3쪽, 대추 2개로 만들지.

아　들 : 황기계지탕(黃芪桂枝湯)을 만드는 약재는 무엇입니까?
아버지 : 계지 3전, 백작약, 황기 각 2전, 백하수오, 당귀, 구감초 각 1전, 생강 3쪽, 대추 2개로 만든다.
아　들 : 천궁계지탕(川芎桂枝湯)을 만드는 약재는 무엇입니까?
아버지 : 계지 3전, 백작약 2전, 천궁, 창출, 진피, 구감초 1전, 생강 3쪽, 대추 2개로 만든다.
아　들 : 궁귀향소산(芎歸香蘇散)을 만드는 약재는 무엇입니까?
아버지 : 향부자(香附子) 2전 자소엽(紫蘇葉), 천궁, 당귀, 창출, 진피, 구감초 각 1전, 파밑동 5개, 생강 3쪽, 대추 2개로 만들지.
아　들 : 곽향정기산(藿香正氣散)을 만드는 약재는 무엇입니까?
아버지 : 곽향 1전 5분, 자소엽 1전, 창출, 백출, 반하, 진피, 청피, 대복피(大腹皮), 계피, 건강, 익지인, 구감초 각 5분, 생강 3쪽, 대추 2개로 만들지.
아　들 : 팔물군자탕(八物君子湯)을 만드는 약재는 무엇입니까?
아버지 : 인삼 2전, 황기, 백출, 백작약, 당귀, 천궁, 진피, 감초 각 1전, 생강 3쪽, 대추 2개로 만든다. 여기서 인삼을 백하수오로 바꾸면 약 이름을 백하수오군자탕이라 하고, 또 인삼, 황기를 각 1전씩으로 하고, 여기에 백하수오, 관계 각 1전씩을 가하면 십전대보탕이 되며, 인삼 1냥, 황기 1전을 가하면 독삼팔물탕이 되지.
아　들 : 향부자팔물탕(香附子八物湯)을 만드는 약재는 무엇입니까?
아버지 : 향부자, 당귀, 백작약 각 2전, 백출, 백하수오, 천궁, 진피, 구감초 각 1전, 생강 3쪽, 대추 2개로 만든다. 부인들이 노심초사를 많이 하여서 비장의 기운이 상하게 되면 목구멍이 마르

고 혀가 조(燥)하여 은은하게 머리가 아프게 되는데, 이때 신효하지.

아　들 : 계지반하생강탕(桂枝半夏生薑湯)을 만드는 약재는 무엇입니까?

아버지 : 생강 3전, 계지, 반하 각 2전, 백작약, 백출, 진피, 구감초 각 1전으로 만들지. 이 방문은 허한(虛寒)에 **구토증이 있고**, 수결흉(水結胸) 같은 증세를 치료하지.

아　들 : 향사양위탕(香砂養胃湯)을 만드는 약재는 무엇입니까?

아버지 : 인삼, 백출, 백작약, 구감초, 반하, 향부자, 진피, 건강, 산사육(山査肉), 사인(砂仁), 백두구(白豆蔻) 각 1전, 생강 3쪽, 대추 2개로 만들지.

아　들 : 적백하오관중탕(赤白何烏寬中湯)을 만드는 약재는 무엇이며, 어떤 병을 다스립니까?

아버지 : 백하수오, 적하수오(赤何首烏), 양강(良薑), 건강, 청피, 진피, 향부자, 익지인 각 1전, 대추 2개로 만들지. **이 약은 사지가 피로하고 소변이 시원치 못하며, 양기(陽氣)가 일어나지 않고, 장차 부종(浮腫)이 생길 조짐이 있을 때 쓴다.** 여기에 후박, 지실, 목향, 대복피 각 5분을 더하면 기맥을 통하게 하는 **효력**이 있지. 비록 부종이 이미 생긴 자라도 마음을 편안하게 안정시키고 백일 간 약을 쓰되 하루에 두 첩씩 복용하면 효과가 없을 리가 없다. 원방문에서 적하수오를 인삼으로 바꾸면　인삼백하수오관중탕(人蔘白何首烏寬中湯)이라　하고, 또 적하수오를 당귀로 바꾸면 당귀백하수오관중탕(當歸白何首烏寬中湯)이라고 하지. 옛 방문에서도 건강, 양강, 청피·진피를 등분하여 탕으로 하거나 환으로 하면 관중탕이라 했

지. 소음인이 소변이 잘 나오지 않고 양기가 일어나지 않으며, 사지가 피곤하고 힘이 없는데 이 방문을 쓰면 반드시 효력이 있어 백발백중이지. 관중환(寬中丸) 원방문에 오령지, 익지인 각 1전을 가하면 복통에도 신효하지.

아　들 : 산밀탕(蒜蜜湯)을 만드는 약재는 무엇이며, 어떤 병을 다스립니까?

아버지 : 백하수오, 백출, 백작약, 계지, 인진, 익모초(益母草), 적석지(赤石脂), 앵속각(鶯粟殼) 각 1전, 생강 3쪽, 대추 2개, 마늘 5뿌리, 꿀 반 숟갈로 만들며, **이질을 다스리지**.

아　들 : 계삼고(鷄蔘膏)를 만드는 약재는 무엇이며, 어떤 병을 다스립니까?

아버지 : 인삼 1냥, 계피 1전, 닭 1마리가 필요하지. 이것을 함께 넣고 오래 달여서 먹는다. 혹 후추(胡椒)와 꿀을 섞어서 맛을 돕게 해도 무방하지. 이 방문은 옛날부터 있었던 것인데, **학질과 이질**에 신효하다. 오래된 학질 치료에는 먼저 파두를 써서 대변을 통하게 한 뒤에, 계삼고를 3일 동안 계속 쓰면 된다. 계피를 계심(桂心)으로 대용하기도 하지. 요즘 시중의 삼계탕과 비슷한 재료이지. 이 탕의 효능을 알고 먹는 사람은 지혜로운 자라 할 수 있음이야.

아　들 : 파두단(巴豆丹)을 만드는 약재는 무엇이며, 어떤 병을 다스립니까?

아버지 : 파두 1알이 필요하지. 파두 한 알의 껍질을 까서 알갱이를 따뜻한 물로 한 개 또는 반 개 먹고, 이내 탕약을 달인다. 약을 달이는 동안에 파두는 배와 위장 안에서 작용을 하게 되며 거의 약 힘이 쓰여진 후에 탕약을 먹으면, 이 탕약은 파두와 함

께 작용하여 배와 위 안에 있는 음식물을 쾌하게 소통시키고 기운을 끌어올리는 것이지. 두 번째 약을 달여서, 대변이 통한 후에 복용한다. 파두의 온알은 변을 통하게 하고, 반알은 적(積)을 풀어주지. 본래 파두는 소음인에게 꼭 필요한 약이지.

아 들 : **인삼진피탕(人蔘陳皮湯)**을 만드는 약재는 무엇이며, 어떤 병을 다스립니까?

아버지 : 인삼 1냥, 생강, 사인, 진피 각 1전, 대추 2개로 만들지. 원방문에서 생강을 포건강으로 바꾸고, 또 계피 1전을 더하면, 위를 덥게 하고 냉(冷)을 쫓아내는 힘이 있지. 첫돌이 못된 아이가 **음독(陰毒)**이나 **만풍(慢風)**이 있을 때 수일 동안 계속 **사용하면 완전히 치료되지**. 병이 나은 뒤에도 계속해서 이 약을 사용해야 한다.

아 들 : **인삼오수유탕(人蔘吳茱萸湯)**을 만드는 약재는 무엇입니까?

아버지 : 인삼 1냥, 오수유, 생강 각 3전, 백작약, 당귀, 관계 각 1전으로 만들지.

아 들 : **관계부자이중탕(官桂附子理中湯)**을 만드는 약재는 무엇입니까?

아버지 : 인삼 2전, 백출, 포건강, 관계 각 2전, 백작약, 진피, 구감초 각 1전, 포부자 1전 혹 2전으로 만들지.

아 들 : **오수유부자이중탕(吳茱萸附子理中湯)**을 만드는 약재는 무엇입니까?

아버지 : 인삼, 백출, 포건강, 관계 각 2전, 백작약, 진피, 구감초, 오수유, 소회향(小茴香), 파고지(破古紙) 각 1전, 포부자 1전 혹 2전으로 만들지.

아 들 : 백하수오부자이중탕(白何首烏附子理中湯)을 만드는 약재는 무엇입니까?

아버지 : 백하수오, 백출초(白朮炒), 백작약미초(白芍藥微炒), 계지, 포건강 각 2전, 진피, 구감초, 포부자 각 1전으로 만들지.

아 들 : 백하수오이중탕(白何首烏理中湯)을 만드는 약재는 무엇이며, 어떤 병을 다스립니까?

아버지 : 백하수오, 백출, 백작약, 계지, 포건강 각 2전, 진피, 구감초 각 1전으로 만들지. 이 방문에서 인삼이 있으면 인삼을 쓰고, 없으면 **백하수오를 쓴다.** 백하수오는 인삼과 그 성분·맛이 비슷하지만, 기운을 맑게 하고 넓게 퍼지게 하는 힘은 백하수오가 부족하지. 그러나 속을 덥게 하고 보혈하는 힘은 백하수오가 많다. 약이 약간의 차이는 있으나, 험하고 위태로운 증세에 인삼 2전 이상을 쓰기 어려울 때에는 백하수오를 대용할 수 있지. 백하수오는 소음인의 보약에 꼭 필요한 약재이지. 옛 방문에 어떤 이가 백하수오 5전을 마시고 학질을 치료했다고 말하기도 한다.

아 들 : 지금까지 말씀하신 약재 중 포(炮), 구(灸) 혹은 날로 사용하는 약재가 있는데, 어떤 약재를 포나 구해 사용해야 합니까?

아버지 : 구는 약을 약한 숯불에 누렇게 변할 정도로 굽는 것을 말하며, 포는 약을 종이에 싸서 물에 담가 적신 다음, 잿불에 갈색·흑색이 될 정도로 묻어 굽는 것을 말하지. 소음인의 여러가지 약재 중에서 **부자는 포를 해서 써야 하고, 감초는 구를 해서 써야 하지. 건강은 포해서 쓰기도 하고 날로 쓰기도 한다. 그리고 황기는 구해서 쓰기도 하고 혹 날로 쓰기도 하지.**

아 들 : 단방약(單方藥)을 사용하는 경우는 어떠합니까?
아버지 : 궁벽한 산간에서 졸지에 병이 났을 때는 단방약이라도 사용하면 가만히 두는 것보다 좋다. 예를 들면, **양명병에는 황기, 계지, 인삼, 작약**을 사용하고, **소음병에는 부자, 작약, 인삼, 감초**를 사용하고, **태양병에는 소엽, 파밑동, 황기, 계지**를 사용하고, **태음병에는 백출, 건강, 진피, 곽향**을 사용하지. 우선 단방을 사용하고, 완전한 방문을 얻어서 치료를 하게 되면 병을 고칠 수 있다. 하지만 약을 쓸 때에는 방문 속에 들어 있는 약만을 쓸 것이요, 방문 외의 약은 쓰지 말아야 한다.
아 들 : 무척 오랜 시간 감사합니다.
아버지 : 네가 따분하게 생각하지 않으니, 오히려 내가 고맙구나.

사•상•의•학

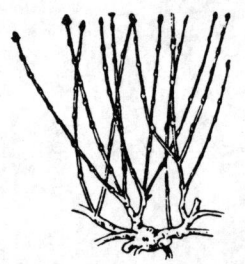

• 마황 •
마황과에 딸린 늘푸른 떨기나무.
성질은 온溫하고 땀을 내게 하는
힘이 강하며 기침·두통·오한
따위에 약재로 쓰임.

10. 소양인(少陽人) 비수한표한병론(脾受寒表寒病論)

　　소양인의 비가 한기를 받아 밖으로 한병이 됨을 논한 글이다. 육류로 돼지고기, 계란이 가장 좋고, 오리고기도 좋다. 부적합한 음식으로는 닭고기, 쇠고기, 개고기, 우유, 엿, 꿀, 인삼 등이 있다. 즉 같은 먹는 것이라도 사상인에게 부적합하거나 적합한 것이 있다는 것을 알아두면 건강에 도움이 될 것이다.

아　들 : 소양인의 비가 한기를 받아 밖으로 한증이 된다고 하셨는데, 증세는 어떠합니까?
아버지 : 열이 나고, 오한이 있고, 맥이 뜨고 굳으며[浮緊], 몸이 쑤시고 땀이 나지 않고 번열(煩熱)로 조바심을 하는 증세이지. 이 증세는 장중경의 대청룡탕(大靑龍湯)을 사용해서는 안되고 마땅히 형방패독산(荊防敗毒散)을 써야 하지.

1	비한소양인(脾寒少陽人)
	번조태양증(煩燥太陽證)
2	발열오한무한출(發熱惡寒無汗出)
	당용형방패독산(當用荊防敗毒散)

아　들 : 장중경이 말한 소양증(少陽證)은 어떤 증세이며, 처방은 어떻게 합니까?

아버지 : 입이 쓰고, 목이 마르며, 현기증이 나고, 귀가 안 들리고, 가슴과 옆구리가 답답하며, 가끔 추웠다 더웠다 하고, 구역질이 나는 증세를 말한다. 이럴 때 장중경의 소시호탕(小柴胡湯)을 쓸 것이 아니라, 마땅히 형방패독산(荊防敗毒散), 형방도적산(荊防導赤散), 형방사백산(荊防瀉白散)을 써야 하지.

3	구고인건소양병(口苦咽乾少陽病)
	비신음기옹불하(脾腎陰氣壅不下)
4	협만유경흉만중(脇滿猶輕胸滿重)
	패독도적사백산(敗毒導赤瀉白散)

아　들 : 소양증이 생기게 된 이유를 알고 싶습니다.

아버지 : **소양증세**는 소양인의 신장(腎臟)의 음기(陰氣)가 열에 몰려 있고, 비장(脾臟)의 음기가 열에 막혀서 아래로 내려가지 못하고, 신장과 등성마루 사이에 모여 엉긴 병이지. 이 증세에 구역이 나는 증세는 밖의 찬 기운이 몸속의 더운 기운을 에워

싸고 이것이 위로 거슬러 올라가는 까닭이지. **간혹 추웠다 더 웠다 하는 증세**는 비장의 음기가 아래로 내려가고자 해도 내려가지지 않다가 어쩌다 내려가게 되기 때문에 혹 추웠다 더 웠다 하는 것이다. **입이 쓰고, 목이 마르고, 현기증이 나고, 귀가 안 들리는 증세**는 음기가 등성마루 사이에 뭉쳐 있어서 아래로 내려가고자 해도 내려가지 않기 때문에 다만 춥기만 하고 열이 없어서 귀까지 안 들리게 되는 것이지.

아　들 : 금방 말씀한 증세의 경중을 말씀해 주십시오.

아버지 : 입이 쓰고, 목이 마르고, 현기증이 나는 증세는 으레 있는 증세이지만, 귀까지 안 들린다면 이는 중한 증세이지. 가슴과 옆구리가 답답한 증세는 결흉(結胸)이 될 징조니, 옆구리만 답답하면 오히려 가벼운 증세지만, 가슴까지 답답하면 중증이지.

아　들 : 왜 장중경은 소시호탕으로 처방했습니까?

아버지 : 옛 사람들이 이 증세에 땀을 내거나 토하게 하거나 설사를 시키는 세 가지 방법을 쓰면, 그 병이 문득 헛소리를 하는 괴증(壞證)이 되어 병이 더욱 위험했기 때문에 장중경이 이것을 변통해서 소시호탕을 썼던 것이지. 이 약으로도 병을 고루 풀리게 하여 다른 병으로 변하는 것을 막지 못했지.

아　들 : 형방패독산은 누가 만들었고, 어떤 병을 예방할 수 있습니까?

아버지 : 공신이 만들었고, **실로 소양인의 표한병(表寒病)에 있어서 삼신산 불사약과 비할 만하다.** 이 약으로 속의 열기를 맑게 하고, 밖의 음기를 내리게 하면, 담이 저절로 없어지고 **가슴이 답답한 증세(결흉병 : 結胸病)도 예방**할 수 있지.

아　들：소양인의 어떤 증세를 보면 병이 나아진다고 할 수 있습니까?

아버지：중요한 질문이야. 소양인의 병에는 표증이나 이증(裡證)을 막론하고 **손바닥과 발바닥에 땀이 나면** 병이 낫고, 손바닥과 발바닥에 땀이 나지 않으면 아무리 전신에 땀이 난다고 해도 병이 낫지 않지.

5	무론표리병(無論表裏病)
	당관장심한(當觀掌心汗)

아　들：소양인이 상한에 3번 정도 앓고 난 연후에야 병이 치료되는데, 이유는 어디에 있습니까?

아버지：소양인의 머리가 아프고, 한열(寒熱)이 오락가락하고, 귀가 먹고 가슴이 답답한 증세가 더욱 심한 때에는 원래 여러 번 앓고 난 후에 병이 치료된다. 바깥 사기(邪氣)가 깊이 맺히면 세 번 앓는 뒤에야 비로소 풀린다. 처음 앓는 것이나, 두 번, 세 번 앓는 것을 막론하고 형방패독산, 형방도적산, 형방사백산을 하루에 두 첩씩 병이 나을 때까지 쓴다. 병이 나은 후에도 또 10여 첩을 쓸 것이니 이렇게 한다면 자연 뒷병이 없이 완전히 건강하게 되지.

6	초통재통삼통병(初痛再痛三痛病)
	패독도적사백산(敗毒導赤瀉白散)

아　들 : **결흉병(結胸病)**의 증세는 어떠합니까?
아버지 : 가슴이 막히고 아파서 손을 가까이 댈 수가 없고, 조갈이 나고 헛소리를 하는 것은 이 결흉병 중에서도 가장 심한 증세이다. 갈증이 나서 물을 먹고 싶은데, 물이 들어가기만 하면 즉시 토하는 것을 수역증(水逆證)이라고 한다. 이 증세가 있고, 명치 밑이 막히고 단단하며, 헛구역을 하고, 숨이 찬 것은 그 다음 증세이지.
아　들 : 물을 토해내니 약을 먹게 하는 데에도 특별한 방법이 있어야 하겠습니다.
아버지 : 그렇지. 대체로 결흉병은 약물이 들어가면 즉시 토하게 되는데, 이럴 때 오직 감수말(甘遂末)을 입에 넣고 침으로 머금어 넘기고, 더운 물로 양치를 하고 나서 약을 먹으면 토하지 않게 되지. 이 감수산도 다섯 번까지는 토할 수 있지만 여섯 번째 가서는 토하지 않고 한차례 설사를 하게 되지. 다음날 감수산을 먹이면 시원하게 설사를 하고 토하지 않게 되지.

7	결흉건구역단기(結胸乾嘔亦短氣)
	격내거통수역토(膈內拒痛水逆吐)

아　들 : 결흉병에는 어떻게 치료합니까?
아버지 : 모든 결흉병은 위험하니 주의해야 하지. 마땅히 먼저 감수산을 쓰고, 계속하여 형방도적산을 달여 먹여서 병을 눌러야 한다.

8	감수구연삼오분(甘遂口涎三五分)
	잉전형방도적산(仍煎荊防導赤散)

헛구역을 하고, 숨이 차더라도 약을 토하지 않는 자에게는 감수산을 쓸 필요가 없고, 다만 형방도적산에 복령, 택사를 각 1전 가미해서 두세 번 먹이고, 계속하여 매일 먹이면 병이 낫게 되지.

9	약불환토불용수(藥不還吐不用遂)
	도적산가복택순(導赤散加茯澤旬)

조갈이 있고 헛소리를 하는 자는 몹시 위험한 증세이니, 급히 감수를 쓰고, 계속하여 지황백호탕(地黃白虎湯)을 3, 4첩을 달여 먹여서 병을 누르고, 또 연일 지황백호탕을 써야 하지.

10	조갈섬어급감수(燥渴譫語急甘遂)
	연일지황백호탕(連日地黃白虎湯)

혹 옛 의학자들이 십조탕(十棗湯)이나 함흉탕(陷胸湯)을 사용했는데, 감수를 단방(單方)으로 쓰는 것보다 못하지. 혹 감수천일환(甘遂天一丸)을 써도 좋지. 결흉병에 감수말(甘遂末)을 보통 3분을 쓰고 대결흉병에는 5분을 사용하지.

아　들 : 감수와 석고를 소양인에게 사용할 때, 어떤 병을 다스립니까?

아버지 : 감수는 표한병(表寒病)에 수결(水結)을 깨치는 약이요, 석고(石膏)는 이열병(裏熱病)에 대변을 통하게 하는 약이야. 그러니 표한병에는 감수를 쓰고 석고는 쓰지 말 것이요, 이열병에는 석고를 쓰고 감수를 써서는 안된다. 손을 내젓고 발을 내차며, 물을 들이키고 설사를 하는 증세는 석고를 쓰고, 비풍(痺風)으로 해서 사지가 마비되고 무릎이 시리며 대변이 불통하는 증에는 감수를 써야 하지.

아 들 : 소음인의 상한병에 아랫배가 단단하고 부른 증세가 있는데, 소양인의 상한병에 결흉증이 있는 것과 비교하면 어떠합니까?

아버지 : 이 두 증세는 모두 표기(表氣)와 음양이 허약해서 정기와 사기가 서로 싸우면서, 여러 날을 하여도 결판이 나지 않는 중에 이기(裏氣)가 또한 단단하게 뭉쳐서 풀리지 않기 때문에 이와 같은 증세로 변하게 되는 것이지.

아 들 : 망음증의 시작에 어떤 증세가 나타납니까?

아버지 : 소음인 망양증은 땀이 많이 남을 관찰했듯이 소양인의 망음증은 설사하는 것을 관찰해야 하지. 이런 증세를 일러 내탄외빙(內炭外冰)이라 하는데, 그 말뜻은 속은 덥고 밖은 차가운 증세를 말함이야.

11	망음시불리(亡陰始不利)
	내탄외여빙(內炭外如冰)

아 들 : 소양인의 망음증 증세는 어떤 종류가 있으며, 다스리는 법은 어떠합니까?

아버지 : 먼저 소양인이 몸에 열이 있고, 두통과 설사가 있으면, 마땅히 저령차전자탕(猪苓車前子湯), 형방사백산(荊防瀉白散)을 써야 하지.

12	신열두통설사증(身熱頭痛泄瀉證)
	저령차전사백산(猪苓車前瀉白散)

몸이 차고 복통이 나고 설사할 때에는 마땅히 활석고삼탕(滑石苦蔘湯), 형방지황탕(荊防地黃湯)을 써야 하지.

13	신한복통설사증(身寒腹痛泄瀉證)
	형방지황고삼탕(荊防地黃苦蔘湯)

아 들 : 헛소리를 하는 증세는 어떤 증세로서 예측할 수 있습니까?
아버지 : 소양인에 몸에 열이 있고, 두통과 설사가 있어, 1, 2일 혹은 3, 4일 후에 설사가 그치고서도 신열과 두통은 낫지 않고, 대변이 도리어 변비가 되면 이는 위험한 증세이지. 머지 않아 헛소리를 하게 되지.
아 들 : 이 증상에 대해 좀더 설명해 주십시오.
아버지 : 그러지. 설사를 한 후에 하루 낮밤 동안에 간신히 대변을 한 차례 묽게 보거나 혹 3, 4, 5차로 조금씩 묽게 보고서 신열, 두통이 그대로 남아 있으면 변비가 될 징조이지. 헛소리를 하기 전에 이런 증세가 생기면, 며칠 후에는 헛소리를 하게 될 것이요, 헛소리를 하기 시작한 뒤에도 이런 증세가 있으면 오

래지 않아서 동풍(動風)이 될 것이야.
아　들 : 텔레비전 속에 변비약을 선전하는데, 이런 증세 진행을 모른다면 특히 자기가 사상인 중 어디에 속하는지 모른다면, 약을 복용해도 무용지물이겠군요.
아버지 : 그러니 꼭 약사의 의견에 따라서 약을 사용해야 하지.
아　들 : 소양인이 **갑자기 토하는 증세**가 있을 때, 치료법은 어떠합니까?
아버지 : 그런 증세가 있으면 반드시 이상한 증세가 생기기 마련이지. 마땅히 형방패독산(荊防敗毒散)을 쓰고 그 동정을 살핀다.

14	홀연유토생기증(忽然有吐生奇證)
	당용패독관동정(當用敗毒觀動靜)

동정을 살펴서 신열·두통·설사가 있는 자에게는 의심치 말고 석고(石膏)를 써야 하고, 몸이 차고 두통이 나고 설사를 하거든 의심할 것 없이 황련(黃連)·고삼(苦蔘)을 써야 하지.

15	신열두통설석고(身熱頭痛泄石膏)
	신한복통설연고(身寒腹痛泄連苦)

아　들 : 그 외 토하는 증세는 없습니까?
아버지 : 동무 선생님께서 직접 치료한 예인데, 1년이 못 된 소양인 아이가 갑자기 토하다가 설사를 하면서 몸이 뜨겁고 두통이 나

고, 손을 내젓고 발을 흔들고 몸을 뒤틀며, 물을 찾으면서 설사를 하기를 4, 5, 6차나 설사를 하다가 계속해서 쉬지 않고 설사를 한 아이가 있었다. 이 아이에게 형방사백산(荊防瀉白散)을 하루에 세 첩씩 먹여, 이틀에 여섯 첩을 쓰게 되니 설사가 비로소 그치고 신열과 두통도 깨끗이 나았다는 거야. 그 뒤에 또 5, 6첩을 썼더니 이 아이의 몸이 편안해졌다고 한다.

아 들 : 손을 내젓고 발을 흔드는 증세의 치료법은 어떠합니까?

아버지 : 앞에서 감수와 석고 사용 증세를 얘기할 때 했다만서도, 한 번 더 강조하자꾸나. 소양인이 신열과 두통이 있고, 손을 내젓고 발을 흔들면서 물을 들이키는 것은 위험한 증세야. 아무리 설사를 하더라도 이런 병에는 석고를 써야 하며, 설사가 있고 없는 것을 막론하고 형방사백산에 황련·고루(苽蔞) 각 1전을 가미해서 쓰거나 혹은 지황백호탕(地黃白虎湯)을 사용해야 하지.

16	양수척족인음설(揚手擲足引飮泄)
	수유설사용석고(雖有泄瀉用石膏)
17	사백산가연루순(瀉白散加連蔞旬)
	혹용지황백호탕(或用地黃白虎湯)

아 들 : 소양인이 신열과 두통이 있으면 이미 가벼운 증세가 아닌데, 거기에 설사를 겸하면 어떠합니까?

아버지 : 설사까지 겸하면 위험한 증세이지. 이런 데에는 반드시 형방사백산(荊防瀉白散)을 하루에 2, 3차씩 복용하고 또 날마다

이렇게 계속해서 신열과 두통이 깨끗이 없어진 뒤에라야 위험한 지경을 면하게 되지. 이 사항은 12번에 얘기했는데 한 번 더 강조하여 틀림이 없게 함이야.

아　들 : 활석고삼탕을 사용하는 증세는 무엇입니까?

아버지 : 이것도 반복하는 사항이니 잘 들어 두거라. 소양인이 몸이 차고 복통이 있고, 설사를 하루에 3, 4, 5차씩 하는데는 마땅히 활석고삼탕을 사용해야 하지. 또 몸이 차고 복통이 있으면서 2, 3일 동안이나 설사가 없거나, 혹은 간신히 한 번 설사를 하는데도 마땅히 활석고삼탕이나 또는 숙지황고삼탕(熟地黃苦蔘湯)을 써야 하지.

아　들 : 소양인이 복통으로 늘 고생할 경우 다스리는 법은 어떠합니까?

아버지 : 그 경우에는 육미지황탕(六味地黃湯) 60첩을 먹이면 낫게 되지. 실제 동무 선생님 치험 예가 있다. 소양인으로 10여 년 동안 복통으로 고생한 사람이 있었는데, 한 번 아픈 증세가 시작되면 5, 6개월, 혹은 3, 4개월, 혹 1, 2개월씩 계속해서 아픈 사람이었지. 이 사람에게 배가 아프기 시작할 때마다 급히 활석고삼탕(滑石苦蔘湯)을 10여 첩 쓰고, 복통이 없을 때에는 마음을 안정시키고, 슬퍼하는 마음이나 노여워하는 마음이 없도록 경계하도록 했었다. 1년 동안 이와 같이 계속했더니 병이 낫는 것을 보았다고 하더구나.

18	복통육미지황탕(腹痛六味地黃湯)
	통시활석고삼탕(痛時滑石苦蔘湯)

아　들 : 소양인의 입과 눈에 **가벼운 와사증(喎斜證)**이 있는 경우 다스리는 법은 어떠합니까?

아버지 : 와사증이란 입과 눈이 한쪽으로 비뚤어지는 증세를 말함이야. 소양인 소년이 항상 체증이 있어 속이 답답하고 가득하며, 때때로 복통과 요통이 있다가, 또 입과 눈에 가벼운 와사증이 있었다. 동무 선생님께서 치료하신 방법을 살펴보면, 독활지황탕(獨活地黃湯)을 백일 동안 2백 첩을 쓰고, 병자로 하여금 마음을 편안히 하고 조용히 있게 하며, 슬퍼하는 마음과 노여워하는 마음을 항상 경계하게 하였다. 이에 병자는 백일 만에 병이 낫고 몸이 건강하게 되었다고 한다.

19	와사독활지황탕(喎斜獨活地黃湯)
	평심정려계애노(平心靜慮戒哀怒)

아　들 : 옛날 의원들이 「머리는 차서 아픈 법이 없고, 배는 더워서 아픈 법이 없다」라고 말했는데, 이는 어떠합니까?

아버지 : 이 말은 옳지 못함이야. 왜냐하면 소음인은 원래 냉기가 승(勝)하기 때문에 그 두통이 또한 열통이 아니고 곧 냉통이다. **소양인은 본래 열이 승한 즉, 그 복통이 또한 냉통(冷痛)이 아니고 바로 열통(熱痛)이지.**

아　들 : 또 옛날 의원들이 「땀이 많으면 망양증이 되고, 설사를 많이 하면 망음증이다」라고 말했는데, 이는 어떠합니까?

아버지 : 이 말은 참으로 옳다. 왜냐하면 소음인은 본디 냉기가 승한 즉, 음이 성하여 양과 대적하면 양이 무너져 밖으로 쫓기게 되니, 번열(煩熱)이 나면서 땀을 많이 흘리게 되지. 이를 망

양증이라 하지. 소양인은 열이 승한 즉, 양이 성하여 음을 대적하면, 음이 무너져 안으로 숨게 되니 장이 놀라서 설사를 하게 되는 것이지. 이를 망음증이라 하지. 망양·망음증은 약을 쓰지 않으면 반드시 죽지. 또 빨리 치료하지 않아도 늦게 된단다.

아　들 : 망양과 망음을 다시 한 번 구체적으로 설명해 주십시오.

아버지 : 그러지. 망양이란 양이 위로 올라가지 못하고 도리어 아래로 내려오는 것을 말하며, 망음은 음이 아래로 내려가지 못하고 도리어 위로 올라가는 것을 말함이지.

음이 성하여 양을 대적하여 위로 올라가면, 양이 음에게 억압을 당하여 능히 가슴으로 올라가지 못하고, 아래 대장으로 빠져서 방광으로 도망가기 때문에, 등에 번열이 나고 땀이 많이 나게 되는 것이야. 번열에 땀이 나는 것은 양이 성한 것이 아니라, 이것이 이른바 「내빙외탄(內氷外炭)」이 된 것이니, 양이 장차 없어질 징조란다.

양이 성하여 음을 대적하면서 아래로 내려가면, 음이 양에게 막혀서 능히 방광으로 내려가지 못하고, 위로 등골로 거슬러 올라가 흉격(胸膈) 안으로 숨기 때문에 위와 장이 추위를 두려워하여 설사를 하게 되지. 추위를 두려워하여 설사하는 것은 음이 성해서가 아니라 이것이 이른바 「내탄외빙」이 된 것이니, 음이 장차 없어질 징조이지.

아　들 : 소양인의 병에 땀이 나는 경우는 어떠합니까?

아버지 : 소음인·땀·망양증 이 3가지 관계부터 알아보자. 소음인의 병에 첫날에 땀이 나고, 양기가 위로 올라가서 인중혈에 먼저 땀이 나면 병이 반드시 낫게 된다고 얼마 전에 얘기했었다.

2, 3일이 되어도 땀이 그치지 않고 병이 낫지 않으면, 이것은 양이 위로 올라가지 못하는 것이니 망양이 되는 것이지. 소양인・땀・망음증에 관해 알아보면, 소양인의 병에 첫날에 설사를 하고 음기가 아래로 내려가서 **손바닥과 발바닥에 먼저 땀이 나면 병이 반드시 낫게 되지.** 그러나 2, 3일이 되어도 설사가 그치지 않고 병이 낫지 않으면, 이것은 음기가 아래로 내려가지 못하는 것이니 이를 망음증이라 한다.

아 들 : 이 두 증세는 모두 위험한 증세인데, 어떻게 대처해야 합니까?

아버지 : 망양・망음증은 의학의 이치를 밝게 아는 자라면, 병이 생기기 전에 미리 그 증세를 알아낼 수 있을 것이요, 병이 난 지 1, 2일이면 더구나 명백히 쉽게 알 수가 있고, 사흘이 되어서는 아무리 어리석은 자라도 병의 증세를 알아내기란 불을 보는 듯이 환하게 알 수가 있는 것이지. 약을 사용하는데 반드시 2, 3일을 넘겨서는 안되고, 4일이 되면 때는 이미 늦은 것이고, 5일이 되면 위태로워지게 되지.

20	망양망음증(亡陽亡陰證)
	용약이삼일(用藥二三日)

아 들 : 소양・소음인의 평소의 증상에 따라 망양・망음증을 추측할 수 있겠습니까?

아버지 : 소음인으로 평소에 속이 답답하고 땀이 많은 자가 병이 생기면 반드시 망양증이 되고, 소양인으로 평소에 몸이 차고 설사를 많이 하던 자가 병이 생기면 반드시 망음증이 되지. 망양・

망음증에 걸릴 염려가 있는 사람은 미리 보음(補陰)·보양(補陽)을 해두는 것이 좋고, 망양·망음증에 걸려서 위태롭게 된 뒤에 병을 고치고자 해서는 안되지.

아　들 : 소양인·소음인이 땀과 어떤 관련성이 있는지 다시 한 번 말씀해 주십시오.

아버지 : 소음인의 병이 낫는 땀은 먼저 인중에서 땀이 한차례 나는 것이다. 이내 가슴이 크게 시원하고 활기가 있게 되는 것이지. 망양증이 되려는 땀은 인중에서 혹 땀이 나기도 하고, 혹 땀이 나지 않기도 한다. 또 여러 번 땀이 났는데도 가슴이 답답하고 기운이 아래로 가라앉게 되는 경우도 있단다.

소양인의 병이 낫는 설사는 손바닥·발바닥에 먼저 땀이 나고 한차례 설사를 하는 것이다. 그 뒤 기운이 맑고 편안해지며 정신이 상쾌해지게 되지. 그러나 망음증에는 손바닥·발바닥에 땀이 나지 않고 여러 번 설사를 해도 기운이 싸늘하고 정신이 울적해지게 되지.

아　들 : 소음인의 위가실병·망양병과 소양인의 결흉병과 망음병을 비교하면 어떠합니까?

아버지 : 소음인의 위가실병과 소양인의 결흉병은 정기와 사기, 음과 양이 서로가 상대되는 적으로서 서로 대적하여 싸울 수 있기 때문에 병이 난 뒤 오래되어야 위태한 증세가 처음 나타나게 되지. 소음인의 망양병과 소양인의 망음병은 정기와 사기, 음과 양이 적과 상대가 되지 못할 정도로 약하기 때문에 이미 위태로운 증세가 되었다가 계속해서 아주 위험한 증세로 변하게 되지.

아　들 : 군사들이 싸우는 것으로 비유할 수 있겠군요.

아버지 : 그럼, 정기를 정병(正兵)으로, 사기를 사병(邪兵)으로, 약을 원군으로 간주하자꾸나. 첫날 싸움에서 정병이 사병에게 패하여 정병의 수가 많이 줄고, 이튿날도 또 싸우다가 또 패해서 군사가 많이 줄고, 사흘 되는 날도 또 싸워서 또 패하여 군사가 많이 줄었어. 이런 결과로 보면 싸우면 싸울수록 더 패할 것이야. 만일 4일째, 5일째 다시 싸운다면 정병 전체가 죽게 될 것이다. 그러니 사흘을 넘기지 말고 원군이 와야 이 싸움에서 이길 수 있지. 약을 쓰는데 반드시 사흘을 넘기지 말라는 이유는 바로 여기에 있는 것이지.

아　들 : 책 속에 반룡산노인(盤龍山老人)이라고 적혀 있는데, 이는 왜입니까?

아버지 : 그분이 반룡산 아래 살았기에 자를 반룡산이라고 했지. 책 속에 자를 적어 둔 것은 망양·망음증은 가장 위험한 증세인데도 사람들이 평범하게 보고 쉽게 예사로 다스리기 때문에, 사람들을 경각시키기 위해서이지.

21	반룡산노인경각(盤龍山老人驚覺)
	망양망음최험병(亡陽亡陰最險病)

아　들 : 소양인의 상한병에 **헛소리를 하면서 발광하는 병증**은 어떻게 다스립니까?

아버지 : 상한에 **한기가 심하고 열이 적은 병**[寒多熱少]에 육미탕(六味湯)을 사용하는 것은 잘못 치료하는 것이다. 심하면 동풍**이 되면서 입을 악물고 말을 하지 못하게 되지**. 급히 백호탕을 달여서 대롱(竹管)으로 병자의 콧속으로 넣어 목으로 흘

러 내려가게 해야 하고, 그러면 뱃속에 조금씩 소리가 나게 되지. 한꺼번에 약을 달여서 두세 첩을 콧속으로 넣어 주고, 병의 차도가 있을 때까지 계속한다. 시간으로 볼 때 오후 2시부터 자정까지 계속한다. 석고(石膏)를 모두 8냥이나 먹이게 되면, 병자의 뱃속이 크게 부어오르고, 얼굴이 비뚤어지거나 반신불수가 되는 증세가 생기고 조금 후에 땀이 나며 잠이 들게 되지. 이튿날 새벽에 또 백호탕 한 첩을 사용하게 되면, 해가 뜬 뒤에 병자는 활변(滑便)을 한차례 보고 병이 완전히 나아지게 되지. 그 후에 눈병이 생기면, 석고·황백(黃柏)을 가루로 만들어 각 1전씩 하루에 두 번씩 먹이고 7, 8일을 계속하면 눈병도 역시 나아지게 되지. 이 병의 원인을 살펴보면, 처음에 표한병(表寒病)을 얻었다가 대변이 막혀서 이 증세가 된 것이야.

22	섬어발광동풍증(譫語發狂動風證)
	지황백호사오복(地黃白虎四五服)

아 들 : 소양인의 상한병에 열이 많고 한기가 적은 병[熱多寒少]을 다스리는 법은 무엇입니까?

아버지 : 백호탕을 3첩 연달아 달여서 먹이면 되지. 이를 어기어 사용하지 않으면, 대변이 막히고 말하는 소리도 분명치 못하고 이를 악물게 되지. 석고를 14냥까지 먹어야 살 수 있지.

아 들 : 발광과 헛소리하는 증세를 완전히 낫게 하는 법은 어떠합니까?

아버지 : 이 증세에 백호탕을 오전 중에 써서 동풍을 예방하고, 오후에

도 계속 사용하여 날마다 5~6첩, 7~8첩, 10여 첩씩을 주어 계속 복용시켜야 한다. 그리고 헛소리하기 시작한 뒤에 비로소 약을 쓸 것이 아니라, **발광할 때부터 약을 사용해야 하지.** 또 발광했을 때 비로소 약을 쓸 것이 아니라, **미리 발광할 징조를 잘 살펴야 하지.**

아　들 : 어지러운 기운[悖氣]·식체(食滯)·복통이 있을 때 이를 다스리는 법은 무엇입니까?

아버지 : 형방지황탕(荊防地黃湯)에 석고 4전을 가하여 두 첩을 계속 먹이면 된다. 형방지황탕 2첩의 약기운이 지황백호탕보다 10배 더하지.

23	패기식체복통증(悖氣食滯腹痛症)
	형방지황고사전(荊防地黃膏四錢)

아　들 : 지금까지 배운 것을 정리하면 어떻게 되겠습니까?

아버지 : 소양인의 병은 화(火)와 열로 생기기 때문에 변동이 심히 빠르다. 그러므로 처음 생기는 증세를 가볍게 보아서는 안되지. 대개 소양인의 표병(表病)에 두통이 있는 것과, 이병(裏病)에 변비가 있는 것은 이미 중증(重證)인 것이지. 중병에는 써서는 안될 약을 1, 2, 3첩만 잘못 써도 사람을 죽이게 되지. 위험하고 위태로운 증세에는 꼭 써야 할 약을 1, 2, 3첩만 모자라게 써도 역시 죽게 되는 것이야. 필히 명심해야 하느니라.

아　들 : 예, 오늘 말씀 잘 들었습니다.

11. 소양인(少陽人) 위수열이열병론(胃受熱裡熱病論)

아　들 : 소양인의 태양증 증세는 어떠합니까?
아버지 : 병이 8, 9일이 되면서 학질 증세와 같이 오한하면서 열이 나는 것이다.

1	위열소양인(胃熱少陽人)
	사학태양증(似瘧太陽證)

아　들 : 이 병증에 치료 방법은 어떠합니까?
아버지 : 이 증세에 대변이 하루 낮밤을 넘기지 않고 통하는 자에게는 형방사백산(荊防瀉白散)을 써야 하고, 대변이 하루 낮밤이 지나도 통하지 않는 자에게는 지황백호탕(地黃白虎湯)을 써야 하지.

2	형방사백산(荊防瀉白散)
	변비백호탕(便秘白虎湯)

아 들 : 소양인의 양명증과 삼양이 합해서 병이 되는 증세는 어떠합니까?

아버지 : 양명증이란 다만 열만 있고 한기가 없는 것을 말함이고, 삼양(三陽)이 합해서 병이 되었다는 것은 태양·소양·양명증이 모두 합해져서 병이 됨을 말하지. 좀더 삼양합병(三陽合病)을 이야기해 보면, 두통이 나고, 얼굴에 때가 낀 것 같고, 헛소리를 하면서 오줌을 싸는 것이다. 이는 속과 겉에 다 열이 있기 때문이지. 또 땀이 저절로 나고, 답답하고, 갈증이 있으며, 배가 아프고 몸이 무겁지.

아 들 : 이 증세들에 처방은 어떠합니까?

아버지 : 마땅히 저령탕·백호탕을 써야 하지. 고방저령탕(古方猪苓湯)은 신방저령차전자탕(新方猪苓車前子湯)보다 구비함이 못하고 고방백호탕은 신방지황백호탕(新方地黃白虎湯)이 전부 잘 되어 있는 것만 못하다. 만일 양명증에 소변이 잘 나오지 않고 겸하여 대변이 굳은 자는 마땅히 지황백호탕을 쓸 것이다.

3	양명삼양합(陽明三陽合)
	지황백호탕(地黃白虎湯)

아 들 : 소양인의 이열병(裡熱病)에 어떤 처방을 하고, 무엇에 주의해야 합니까?

아버지 : 속으로 열이 있는 증세에는 **지황백호탕이 성약(聖藥)**이지. 또한 반드시 **대변이 통하나 통하지 않나를 살펴보아야** 한다. 대변이 하루 낮밤이 넘도록 통하지 않으면 이 약을 써야 하

고, 이틀 낮밤 동안이나 대변이 통하지 않을 때에도 반드시 이 약을 써야 한다. 대체로 소양인이 일주일 동안 대변이 통하지 않으면 이는 위(胃)에 열이 맺혀 있는 것이고, 2주일 동안 대변이 통하지 않으면 이것은 열이 심한 것이며, 3주일 동안 통하지 않으면 아주 위험한 상태이다. 하루 낮밤을 지나서 오전 8, 9시쯤과 이틀 낮밤이 되는 시기가 약을 쓰기에 알맞는 시기이지. 3일간 치료하지 않으면 위험하게 되고, 만약 헛소리를 하고 변비증을 겸하였으면 하루 낮밤을 넘기지 않도록 해야 하지.

4	이열지황백호성(裡熱地黃白虎聖)
	필관대변통불통(必觀大便通不通)

아 들 : 망음증이 됨을 표한(表寒)과 이열(裏熱)에 따라 설명하면 어떠합니까?

아버지 : 소양인의 위가 열을 받으면 대변이 굳어지고, 비가 한기를 받으면 설사를 하게 되지. 때문에 망음증은 2, 3일 동안 설사를 하고서 대변이 굳어지고, 하루 낮밤이 되면 맑은 음기[淸陰]가 차츰 없어져서 위험한 지경이 되지. 위열증(胃熱證)은 대변이 사흘 낮밤 동안 통하지 못하면서 땀이 나는데, 이는 맑은 양기[淸陽]가 점차 말라서 위험한 지경이 되지.

아 들 : 지황백호탕이 성약이라고 하셨는데, 혹 대변이 통하지 못하면 어찌합니까?

아버지 : 소양인의 대변이 통하지 않는 병에 백호탕 3, 4첩을 썼는데도 당일로 대변이 통하지 않는 것은 장차 음식물이 녹아서 통해

질 것이니 크게 좋은 징조이지. 이런 때는 의심할 필요 없이 그 이튿날 또 2, 3첩만 쓰면 대변이 반드시 통해질 것이야.

아　들 : 소양인의 대변을 살펴보고 건강한 자의 대변과 병이 있는 자의 대변을 구별할 수 있겠습니까?

아버지 : 소양인의 겉병(표병 : 表病)이나 속병(이병 : 裏病)이 맺히거나 풀리는 것은 반드시 대변을 보아야 하지. 소양인 대변이 **첫머리는 물기가 없이 굳다가 끝에 가서 묽게 모양이 크고 거침없이 잘 통하는 것은 평소에 병이 없는 사람의 대변이지.** 그 다음은 아주 묽은 대변을 1, 2차 많은 분량을 시원하게 보고 난 뒤에 그치면 그것은 병이 있는 사람의 병이 상쾌히 풀리는 대변이지. 그 다음은 보통 한두 차례 묽은 대변을 보면 이것은 병자의 병이 더하지 않는 대변이지. 그 다음은 혹 하루 낮밤이 넘도록 대변이 통하지 않거나, 혹은 하루 낮밤 사이에 3, 4, 5차 조금씩 설사를 하는 것은 장차 대변이 막혀 버릴 징조로서 좋지 못한 대변이니 미리 예방하여야 할 것이야.

아　들 : 소음인의 속으로 한병(이한병 : 裏寒病)과 소양인의 안으로 열병(이열병 : 裏熱病)을 구별하면 어떠합니까?

아버지 : **소음인의 속한병**에 배꼽 밑 아랫배가 냉한 증세는 병이 생길 때에 이미 배에서 소리가 나면서 설사할 기미가 보여 그 증세를 쉽게 파악할 수가 있기 때문에 약을 속히 쓸 수가 있지. **소양인의 속열병**에 가슴에 열이 있는 증세는 병이 생길 때에 비록 가슴이 답답하고 조바심하는 기미가 있지만 그 기미가 잘 나타나지 않기 때문에 병의 증세를 파악하기가 어려워서 약을 쓰는 것도 늦어지게 마련이지. 만일 소양인의 병에 가슴이 답답하고 조바심이 있는 증세가 뚜렷하게 나타나서 남들이

모두 알 수 있게 된다면, 그 병은 이미 증세가 나타난 것이므로 손을 쓰기가 어렵게 되는 것이지.

아　들 : 소양인의 겉병(표병)에 나타나는 증세와 소양인의 안병에 나타나는 증세는 어떠한 차이가 있겠습니까?

아버지 : 대체로 **소양인의 겉병에 두통이 나면 이것만으로도 쉽게 겉병임을 알 수 있는 첫 증세이지.** 만일 물을 마시려 하고 소변 빛이 붉으면 이것은 아주 두려운 병이다. 또한 설사를 하고 손을 흔들고 발을 내차면 이것 또한 몹시 두려운 병이지. **소양인의 속병에 대변이 하루 낮밤이 넘도록 통하지 않으면 이것은 안병임을 알 수 있는 첫 증세인데,** 만일 다시 사흘 낮밤 동안이나 대변이 통하지 않으면 위험한 상태란다.

아　들 : 각 병에 따라 증세의 가볍고 무거움은 어떠합니까?

아버지 : 등창, 뇌저(腦疽), 순종(唇腫), 전후풍(纏喉風) 등의 병은 병이 생기는 날부터 이미 위험한 증세이지. 등창은 등에 나는 큰 부스럼을 말하며, 뇌저는 목 바로 뒤에 나는 종기를 말함이고, 순종은 입술 위에 나는 종기를 말하며, 전후풍은 목젖이 붓는 급성 염증을 말하지. 또 양독발반(陽毒發斑), 유주(流注), 단독(丹毒) 황달 같은 병은 병이 생기는 날부터 이미 위험한 증세이지. 양독발반은 어린애 열병의 한 가지로서 발반한 것이 홍역의 경우보다 굵은 것을 말하지. 유주는 독한 사기(邪氣)가 정처없이 돌아다니며, 비교적 깊은 부분의 조직에서 생기는 하나의 화농성(化膿性) 병증(病症)이지. 단독이란 상처로 균이 들어가서 생기는 급성 전염병으로 전신에 열이 나고, 피부가 붉어지며, 차차 퍼져서 종기가 되는 것을 말함이지. 얼굴, 눈, 입, 코, 이빨의 병은 병이 생긴 날로부

터 모두 중한 증세이지.

아 들 : 지금까지 소양인의 겉병과 속병에 대해 말씀하셨는데 정리하면 어떠합니까?

아버지 : 대체로 소양인의 겉병에 두통이 있으면 반드시 형방패독산을 써야 하고, 안병에 대변이 하루 낮밤 지나도록 통하지 않으면 백호탕을 써야 하지.

아 들 : 소갈병(消渴病)이란 어찌하여 생기게 됩니까?

아버지 : 당뇨병처럼 목이 말라서 물을 자꾸 먹는 병이지. 이 병은 병자의 가슴이 너그럽고 활발하지 못한 데서 생기는 것이다. 또한 마음이 좁아서, 소견이 얕고, 하고자 하는 일이 조급하고, 계획에 골몰하면서도 생각하는 것이 부족하면 대장(大腸)의 맑은 양기(陽氣)가 쾌히 위로 올라가지 못하기 때문에 날과 달이 갈수록 몸이 소모되어 이 병이 생기는 것이지.

아 들 : 소갈병의 종류는 어떠합니까?

아버지 : 위(胃)에 있는 맑은 양기가 위로 올라가서 머리, 얼굴, 사지까지 충족시키지 못할 때 이것을 상소병(上消病)이라 하지. 그리고 대장에 있는 맑은 양기가 위로 올라가지 못해 위(胃)를 충족시키지 못하면 중소병(中消病)이 되고, 다리가 가늘어지고, 뼈마디가 쑤시며, 물을 많이 마시지 않아도 마시는 대로 즉시 오줌이 나오게 되는 것을 하소병(下消病)이라 한다.

아 들 : 세 가지 소갈병의 위험 정도는 어떠합니까?

아버지 : 상소병도 중한 증세이지만, 중소병은 상소병보다 배나 중함이요, 또 하소병은 중소병보다 더욱 위험한 병증이지.

아 들 : 상소, 중소병의 좀더 자세한 증세와 처방을 알고 싶습니다.

아버지 : 목이 몹시 말라서 물을 많이 마시는 것은 **상소갈의 병증**이지. 처방으로는 마땅히 양격산화탕(涼膈散火湯)을 써야 한다.

5	상소갈다음(上消渴多飮)
	양격산화탕(涼膈散火湯)

음식이 소화가 너무 잘 되어서 굶주린 것처럼 되는 것은 **중소갈의 병증**인데, 처방으로는 당연히 인동등지골피탕(忍冬藤地骨皮湯)을 써야 하지.

6	중소소곡기(中消消穀飢)
	인동지골탕(忍冬地骨湯)

하소병에는 당연히 숙지황고삼탕(熟地黃苦蔘湯)을 써야 한단다.

아 들 : 소갈병의 원인 중 가장 큰 것은 역시 마음을 잘 다스리지 못한 데 있다고 말씀하셨는데, 약 치료 외에 마음을 다스림은 어떠합니까?

아버지 : 당연히 병자가 자신의 마음을 너그럽고 활발하게 가져야 하고, 옹졸해서는 안되지. 그 마음이 너그럽고 활발하면, 하고자 하는 일을 느긋하게 하므로 맑은 양기가 위로 올라가서 소갈병을 예방하고 치료할 수 있지. 그러나 그 마음이 옹졸하면, 하고자 하는 일을 조급하게 하므로 맑은 양기가 아래로 소모되어 병을 치료할 수 없게 되지.

아　들 : 마음을 다스림이 원기(元氣)를 만드는 데 기초가 됨을 설명해 주십시오.

아버지 : 마음을 편안하게 갖고 생각을 조용하게 하면, 양기가 위로 올라가서 가볍고 맑아져 머리, 얼굴, 사지에 충족하게 된다. 이것이 곧 원기(元氣)요, 맑은 양기인 것이지. 마음을 수고롭게 하고 초조하게 생각하면, 양기가 아래로 떨어져서 무겁고 흐려져 머리, 얼굴, 사지에 열이 쌓이게 되지. 이것이 화기(火氣)요, 소모된 양기인 것이다.

아　들 : 이 소갈병에서 종기가 나거나 눈이 머는 수도 있는 것은 어떤 연유입니까?

아버지 : **소갈병은 모름지기 종기를 예방해야 하지.** 종기가 나거나 눈병이 생기는 것은 모두 중소병이 변한 증세이지. 중소는 본래 위험한 증세이니 상소 때에 마땅히 일찍 치료해야 한다. 이미 중소가 되었으면 반드시 급히 치료해야 할 것이니, 하소증이 되면 죽는 병이지.

7	옹저중소증(癰疽中消證)
	상소당조치(上消當早治)

아　들 : **아이가 도한(盜汗)을 흘릴 때 처방은 어떠합니까?**

아버지 : 도한이란 잠잘 때만 나는 땀을 말함이야. 소양인의 대장의 맑은 양기가 위(胃)에 충족해서 머리, 얼굴, 사지에 넘쳐 흐르게 된다면, 땀은 반드시 나지 않을 것이야. 소양인의 땀은 원래 양기가 약해서 나는 것이니, 이런 병에 양격산(涼膈散)을 쓰고서 땀이 곧 그치고 병이 나았다면, 그 병은 상소증의 가

벼운 증세이지.

아　들 : 음허증(陰虛證), 즉 **음기가 허해서 병**이 되면 증세는 어떠합니까?

아버지 : 만일 음기가 허해지면, 낮에 열이 나고, 물을 자꾸 마시고, 등이 차고, 구역질이 나게 된다. 이것은 안팎의 음양이 모두 허하고 손실된 것이지. 그 병이 된 바가 매우 위험하지. 거의 하소증(下消證)과 위험 정도가 같음이지. 그러나 몸과 마음을 착하게 다스리면서 약을 쓴다면, 열에 육칠 명은 살 수가 있겠지. 만약 착한 마음을 내지 않고 약을 쓰면 백이면 백 다 죽게 되지.

8	음허오열배한증(陰虛午熱背寒證)
	불선심신백필사(不善心身百必死)

아　들 : 음허증에 처방은 무엇입니까?

아버지 : 당연히 독활지황탕(獨活地黃湯), 십이미지황탕(十二味地黃湯)을 써야 하지.

9	독활지황탕(獨活地黃湯)
	십이지황탕(十二地黃湯)

아　들 : 주역의 수괘(需卦) 九三의 효사가 이 소양인의 병증과 어떤 관계가 있습니까?

아버지 : 주역이 설명하는 행위는 군자의 행위이다. 수천수(水天需)의

괘는 ☵ 감상(坎上) ☰ 건하(乾下)이다. 「진흙탕에서 기다린다. 도둑을 불러오게 한다.(需干泥致寇至)」라고 효사(爻辭)가 말하고 있고, 상전(象傳)에 해석하기를 「진흙탕에서 기다린다는 것은 재앙이 밖에 있다는 말이다. 스스로 재난을 초래한다. 그러나 공경하고 삼가하면 패하지 않는다.(需干泥災在外也 自我致寇 敬愼不敗也)」라고 했다. 이것으로서 소양인의 병을 해석하면, 「음이 허해서 낮에 열이 나고, 등이 차고, 구역질이 나는 것은 비록 그 병이 위험해도 죽음은 아직 밖에 있는 것이니, 마음을 깨끗이 하고, 그 몸을 공경히 하고, 좋은 약을 먹으면 죽지 않는다.」는 뜻이 되지.

아　들 : 주역의 심오함을 느낄 수 있었습니다. 말씀 잘 들었습니다.
아버지 : 그래, 역(易) 공부도 정진하여 정역(正易)까지 통달하기 바란다.

12. 소양인(少陽人) 범론(泛論)

아　들 : 소양인의 병증 중에서 한 가지 증세[一證]를 쫓아서 같이 나오는 것은 무엇입니까?

아버지 : 중풍·피를 토하는 증·구토·복통·뱃속이 걸리고 덩어리가 가득한 증(식체비만)이 있는데, 이 다섯 가지 증세는 한 가지 증세를 쫓아서 같이 나오는 것으로 각자의 증에 가벼움과 중함이 있지. 부종, 천식의 발작으로 호흡이 급한 증(천촉)·결흉·이질·한열왕래하는 흉협만이 있는데, 이 다섯 가지 증세는 한 가지 증세를 쫓아서 같이 나오는 것으로 각자의 증에 가벼움과 중함이 있지.

아　들 : 소양인의 중풍증은 어떠합니까?

아버지 : 소양인의 중풍증에 반신불수와 한쪽 팔을 못 쓰는 것은 어쩔 도리가 없는 병이지. 이 병이 중한 이는 반드시 죽고, 가벼운 이는 살 수도 있으되 자주 약을 쓰고 마음을 편안히 하여 저절로 낫기를 기다릴 수밖에 없지. 그러나 치료해서 반드시 낫는다고는 말할 수 없음이야.

1	중풍불수미여하(中風不遂未如何)
	간이복약대자유(間以服藥待自愈)

아　들 : 소양인이 피를 토할 때(토혈 : 吐血), 먼저 어떻게 마음을 다스립니까?

아버지 : 피를 토할 때에는 방탕한 마음을 깨끗이 씻어 버려야 하고, 괴곽하고 편협한 마음을 버려야 하고, 남과 다투는 일이 없어야 하지. 또 음식을 싱겁게 먹으면서 약을 쓰고 품성과 지덕을 닦는 것은 불도(佛道)와 같이 해야 함이다. 1백일을 하면 조금 나을 것이요, 2백일을 하면 많이 나을 것이요, 1년을 행하면 쾌히 나을 것이요, 3년을 행하면 자기의 타고난 수명을 누리게 되지. 수양을 잘못하게 되면 병이 반드시 재발하느니 지혜로운 이가 되어야만 천수를 누리게 되지.

아　들 : 피를 토하는 증과 구토증의 일반적 병증 외에 또 어떤 증세가 있습니까?

아버지 : 소양인이 가끔 코피가 조금씩 나고, 혹 입이나 코에서 나오는 콧물이나 가래침에 피가 섞여 나오면, 이것이 아무리 조금이라도 토혈증에 속하지. 또 입안에서 차가운 침이 거슬러 올라오면, 구토의 일반적 증상이 아니더라도 구토증에 속하지.

2	담연미혈시토혈(痰涎微血是吐血)
	냉연역토역구토(冷涎逆吐亦嘔吐)

소년 시절에 이러한 증상이 있는 이는 흔히 일찍 죽게 되는

데, 이것은 병을 소홀히 보아 넘기기 때문이지. **이 두 가지 증세는 중병이거나 위험한 증세에 속하는 종류이니, 반드시 미리 예방하고 약을 써서 병의 뿌리를 제거한 후에야 걱정이 없을 것이다.**

아　들 : 중풍·토혈·구토·복통·식체비만의 각 증에 따라 무엇을 처음에 주의해야 합니까?

아버지 : 중풍이란 병을 얻을 때부터 이미 몹시 중한 병이기 때문에 치료법을 기대할 수 없지. 토혈증은 병을 얻을 때부터 중풍보다 가볍기 때문에 치료법을 기대할 수 있는 것이지. 중풍·토혈은 수양을 위주로 하고, 약을 쓰는 것은 다음이다. 구토·복통·식체비만증은 약과 수양을 하면 그 병이 쉽게 낫게 되는 것이지.

아　들 : 중풍·구토·토혈증에 처방은 어떠합니까?

아버지 : 중풍·구토에는 당연히 독활지황탕(獨活地黃湯)을, 토혈에는 당연히 십이미지황탕(十二味地黃湯)을 써야 하지.

3	중풍구토독지탕(中風嘔吐獨地湯)
	토혈십이지황탕(吐血十二地黃湯)

아　들 : 소양인의 **부종(浮腫)**에 어떤 처방을 해야 합니까?

아버지 : 부종은 그 증세를 급히 치료하면 살고, 급히 치료하지 않으면 위태하지. 약을 빨리 쓰면 쉽게 낫고, 약을 빨리 쓰지 않으면 맹랑하게 죽게 되지. 이 병은 겉으로는 아무렇지 않아서 빨리 죽을 것 같지 않으므로 사람들이 쉽게 여기나, 실제로 이 병은 급한 증세이지. 4, 5일 이내에 반드시 다스려야 할 병이요,

10일을 넘겨서는 안된다. 부종이 처음 생겼을 때에 마땅히 목통대안탕(木通大安湯)이나 형방지황탕(荊防地黃湯)에 목통(木通)을 가하여 하루에 두 첩씩 쓰면, 6, 7일 내에 부종이 반드시 풀리게 되지. 부종이 풀린 다음에도 백일 이내는 반드시 형방지황탕에 목통 2, 3전을 가하여 매일 1, 2첩씩 써야 하지. **이렇게 하면 소변이 맑아지니, 병을 치료한 후 재발을 막아야 한다.** 재발되면 고치기 어려워지기 때문이다.

4	부종필치사오일(浮腫必治四五日)
	초발당용대안탕(初發當用大安湯)
5	해후형방지황탕(解後荊防地黃湯)
	당용목통이삼전(當用木通二三錢)

아　들 : 형방지황탕을 만드는 약재는 분명 소양인의 소변을 잘 나오게 하는 약일 것입니다. 약재는 어떠합니까 ?

아버지 : 잘 보았다. 소음인의 속병(裡病)을 설명하던 날, 마지막 부분에 이야기했을 거야. 다시 한 번 반복해 보자. 형개(荊芥), 방풍(防風), 강활(羌活), 독활(獨活), 복령(茯苓), 택사(澤瀉)가 소양인의 소변을 잘 나오게 하는 약이지.

6	이활형방복령택(二活荊防茯苓澤)
	능사소양이소변(能使少陽利小便)

아　들 : 부종이 처음 풀렸을 때, 무엇을 주의해야 합니까 ?

아버지 : 부종이 처음 풀리고 낫기를 시작할 때에 음식을 주의해야 하지. 몹시 **배가 고픈 증세를 참고 조금씩 밥을 먹어야 하지.** 만약 보통 사람처럼 많이 먹으면 재발을 면하지 못하지. **이 병은 오줌이 붉은 것이 제일 두려운 것이지.** 오줌이 맑으면 부종이 풀리고, 오줌이 붉으면 부종이 더욱 맺히게 되지.

아　들 : 소양인의 고창(鼓脹)은 불치병입니까?

아버지 : 불치병 중의 하나이지. 고창이란 소화액의 이상으로 위장에 가스가 차거나 복수(腹水: 배에 체액이 고여 있는 상태)가 차 있는 것을 말함이지. 소양인의 중소증(中消證)에 배가 부으면 반드시 고창이 되지. **소양인의 고창병은 소음인의 장결병(臟結病)과 같아서 모두 5, 6개월~1년쯤 되어서 죽게 되지.**

아　들 : 왜 이 두 병은 시간이 오래 지난 뒤 죽게 됩니까?

아버지 : 소음인의 장결병은 겉양기[表陽]의 따뜻한 기운이 비록 거의 끊어지고 있으나, 속음기[裏陰]의 따뜻한 기운이 아직 왕성하여 의지할 바가 있지. 소양인의 고창병은 속양기[裏陽]의 맑은 기운이 비록 거의 끊어지고 있으나, 겉음기[表陰]의 맑은 기운이 아직 왕성하여 의지할 바가 있지. 그렇기 때문에 모두 오랜 시간이 지나야 죽게 되지.

아　들 : 소양인의 **상한에 천촉(喘促: 천식의 발작으로 호흡이 급한 증세)** 이 있을 때 처방은 어떠합니까?

아버지 : 먼저 영사(靈砂) 1분을 따뜻한 물에 타서 먹이고, 이내 형방(荊防), 고루(苽蔞) 등의 약을 달여서 먹이고, 약을 달이는 시간을 지체하지 말아야 구제할 수 있는 것이다.

7	상한천촉병(傷寒喘促病)
	영사용일분(靈砂用一分)
8	인전형고약(因煎荊苊藥)
	필무지체구(必無遲滯救)

아　들 : 영사(靈砂)에 대해서 좀더 설명해 주십시오.
아버지 : 영사는 약의 효력이 매우 급한 것이니, 한 번이나 두 번 쓸 것이요, 여러 번 써서는 안되지. 대개 급한 증세를 다스리는 약은 급한 병을 구하는 데만 쓸 수 있지. 약은 반드시 탕약(湯藥)으로 복용해서 장(腸)과 위(胃)에 가득 차게 해야만 보음(補陰)·보양(補陽)이 된다.
아　들 : 소양인의 이질을 치료할 수 있는 방법은 무엇입니까?
아버지 : 이질은 결흉에 비하면 순한 증세(順證: 병의 성질이 일반규칙대로 진행됨)라고 할 것이다. 그런데 **이질을 중증이라 하는 것은 부종과 서로 가깝기 때문이지.** 구토는 복통에 비교하면 역증(逆證: 병의 성질이 일반규칙대로 발전하지 않고, 돌연 나쁘게 될 여지가 있는 것을 말함)이라 할 수 있지. 그런데도 **구토를 나쁜 증세라고 하는 것은 중풍과의 거리가 멀지 않기 때문이다.** 소양인의 이질에는 당연히 황련청장탕(黃連淸腸湯)을 써야 한다.

9	이질중증부종근(痢疾重證浮腫近)
	의용황련청장탕(宜用黃連淸腸湯)

아　들 : 학질 중에 노학(勞瘧)이란 무슨 병을 말합니까?
아버지 : 소양인의 학질에 이틀을 걸러서 앓는 학질을 말함이다.
아　들 : 어떻게 다스려야 합니까?
아버지 : 이 병은 천천히 치료해야 하고, 급히 다스려서는 안되지.

10	학병간양일(瘧病間兩日)
	완치불가급(緩治不可急)

이 증세에는 학질이 나타나지 않는 날에 독활지황탕(獨活地黃湯) 2첩을 아침 저녁으로 쓰고, 학질이 나타나는 날에는 미리 형방패독산(荊防敗毒散) 2첩을 달여 놓았다가 오한이 나기 시작할 때 두 첩을 연이어 먹인다.

11	불발독활지황탕(不發獨活地黃湯)
	발일형방패독산(發日荊防敗毒散)

이렇게 하여 한 달 동안에 독활지황탕 40첩과 형방패독산 20첩을 기준으로 삼아서 약을 쓰면 학질이 반드시 물러나게 되지.

12	독활지황사십첩(獨活地黃四十貼)
	형방패독이십첩(荊防敗毒二十貼)

아　들 : 전후풍(纏喉風)이란 무엇이며, 또 순종(脣腫)이란 무엇입니까?
아버지 : 바로 소양인의 속병[裡病]에서 설명하였지만, 한 번 더 하자꾸나.
소양인이 안으로 목구멍이 붓고, 겉으로 볼에 종기가 나면, 이것을 전후풍이라고 한다. **이 병은 2, 3일 안에 사람을 죽이는 가장 급한 병이지.**

13	인후외종전후풍(咽喉外腫纏喉風)
	살인최급이삼일(殺人最急二三日)

또 윗입술 위 인중혈에 종기가 나면 이것을 순종이라 하지. 대체로 인중 좌우 근처에 손가락 한 마디쯤의 거리에 종기가 나면, 이것이 아무리 좁쌀만큼 작아도 역시 위태로운 증세지.

14	인중혈허핍근종(人中穴許逼近腫)
	수여속립역위증(雖如粟粒亦危證)

아　들 : 이 두 증세에 처방은 어떠합니까?
아버지 : 처음 시작하면서 가벼운 병일 때에 양격산화탕(涼膈散火湯)과 양독백호탕(陽毒白虎湯)을 쓸 것이요, 중한 자에게는 수은(水銀)으로 코에 훈(熏)하는 방법을 써야 하지. 훈이란 약재를 태우거나 강력하게 열을 가하여 거기에서 발산되는 기운을 쐬게 하는 것을 말함이다. 수은 한 심지를 코에 훈하고

나서 목과 볼에 땀이 나면 낫는 것이지. 만약 갑자기 코에 훈할 약이 없으면 경분말(輕粉末) 1분 5리와 유향(乳香), 몰약(沒藥), 감수말(甘遂末) 각 5분을 곱게 갈아서 풀로 환(丸)을 지어 한 번에 다 먹게 하면 된다.

15	경자양격백호탕(輕者陽膈白虎湯)
	중자당용훈비방(重者當用熏鼻方)
16	경분말일분오리(輕粉末一分五厘)
	유몰감수각오분(乳沒甘遂各五分)

아 들 : 소양인 어린아이가 먹는 것은 많은데도 몸이 파리하면 어떻게 다스려야 합니까?
아버지 : 마땅히 노회비아환(蘆薈肥兒丸), 인동등지골피탕(忍冬藤地骨皮湯)을 써야 하지.

17	소아식다기수병(小兒食多肌瘦病)
	의용노회지골탕(宜用蘆薈地骨湯)

아 들 : 소양인의 어깨 위에 독종(毒腫)이 났을 때, 처방은 어떠합니까?
아버지 : 참기름을 불에 끓여서 종기 입구에 부어 넣게 되면, 살갗이 데어서 부풀어 오르게 되는데, 뜨거운 줄을 모른다. 쇠뿔 한 조각을 숯불 위에 놓고 태우면서 그 연기를 쐬게 하고, 그 연기가 종기 입구로 들어가게 되면서, 독한 종기물이 저절로 흘

러내려 그 종기가 금방 낫게 되지.

18	독종관향유(毒腫灌香油)
	훈입우각편(熏入牛角片)

아　들 : 소양인에게 뇌저(腦疽)가 났을 때, 처방은 어떠합니까?

아버지 : 뇌저란 목 바로 뒤에 나는 종기를 말하지. 복어알을 가루로 만들어 붙이면 금시에 낫게 되지.

아　들 : 소양인의 생안손, 발(사두창 : 蛇頭瘡)은 어떻게 치료합니까?

아버지 : 생안손이란 손톱 밑에, 생안발이란 발톱 밑에 나는 종기를 말한다. 복어알을 가루로 만들어 고약 위에 조금 놓고 하루에 한 번씩 새 가루로 갈아 붙이게 하면, 약을 붙인 지 5, 6일 만에 병이 낫고 새살이 급히 나온다. 새살이 빨리 나와 군살이 생겼을 때 칼 가는 숫돌가루를 붙이면 군살이 없어지게 된다.

19	뇌저사두창(腦疽蛇頭瘡)
	외부하돈란(外傅河豚卵)

아　들 : 복어알이 그 외 어떤 병을 다스립니까?

아버지 : 연주담(連珠痰 : 목에 힘줄과 살이 곪아 낫지 않는 병)에 복어알을 여러 날 붙이면 효과가 있지. 불에 덴 데, 개에게 물린 데, 벌레에 물린 데도 효과가 있지.

20	화상충구교(火傷蟲狗咬)
	역무부득효(亦無不得效)

아　들 : 한쪽 다리를 조금 못 쓰는 마비증에 어떤 약을 처방해야 합니까?

아버지 : 중풍으로 한쪽 팔을 쓰지 못할 때 경분말(輕粉末)을 사용하면 그 병이 더 중해진다. 이는 고치기 어려운 병에 속하지. 소양인이 한쪽 다리를 조금 못쓸 때, 경분감수용호단(輕粉甘遂龍虎丹)으로 처방하면 2, 3차에 효과를 보게 된다.

21	일각불인소년인(一脚不仁少年人)
	이삼차용용호단(二三次用龍虎丹)
22	일비불수육십노(一臂不遂六十老)
	경분오리병첩가(輕粉五厘病輒加)

아　들 : 소양인의 인후병에 어떤 약을 처방해야 합니까?

아버지 : 물 한 모금도 넘기지 못하고 대변이 사흘이나 통하지 못해서 병이 위태로울 때, 감수천일환(甘遂天一丸)을 사용하면 즉시 효과가 있지.

23	인불입수변불통(咽不入水便不通)
	득효감수천일환(得效甘遂天一丸)

아 들 : 늙은 소양인의 양쪽 다리와 무릎이 차고 힘이 없을 때, 어떤 처방을 해야 합니까?

아버지 : 대변을 4, 5일 동안 통하지 못하고, 혹은 6, 7일 동안 통하지 못하면서도 음식은 보통 때와 같이 먹고, 양쪽 다리와 무릎이 차고 힘이 없는 노인에게 경분감수용호단(輕粉甘遂龍虎丹)을 써야 한다. 그러면 대변이 금시에 통할 것이고, 계속 여러 차례 사용하면 대변을 하루에 한 번씩 정상적으로 보면서 병이 낫게 되지.

24	슬한식상변불통(膝寒食常便不通)
	경분감수용호단(輕粉甘遂龍虎丹)

아 들 : 소양인의 앞니 두 개의 잇몸에 피가 나기 시작하여 금시에 두어 그릇 쏟아내고 위험한 지경에 이를 때 어떤 처방을 해야 합니까?

아버지 : 참기름을 불에 끓여서 새 솜에 묻혀서 잇몸을 지지고 막아두면 이내 피가 멈추게 되지.

25	치은출혈경각위(齒齦出血頃刻危)
	향유화오작치봉(香油火熬灼齒縫)

아 들 : 머리를 빗는 것이 소양인, 태음인에게 어떤 영향을 미칩니까?

아버지 : 소양인이 날마다 한 번씩 빗게 되면 몇 달 후에 입과 눈이 비

뚫어지게 되지. 대개 날마다 머리를 빗는 것은 소양인에게 있어 금하고 꺼리는 일이지.

26	일소소양기(日梳少陽忌)
	이득와사병(易得喎斜病)

태음인 팔십 노인이 40년 머리를 빗고 건강을 유지한 경우가 있는데, 태음인은 머리 빗는 것이 매우 좋다.

27	태음팔십노(太陰八十老)
	일소사십년(日梳四十年)

아　들 : 말씀 잘 들었습니다.

사·상·의·학

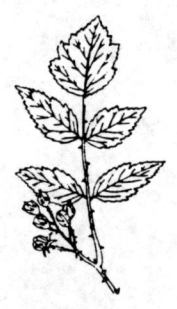

• 복분자딸기 •
장미과에 딸린 갈잎 떨기나무.
열매는 '복분자'라 하여 약용 및
식용으로 하며, 음위·소변불금
小便不禁에 쓰임.

13. 소양인(少陽人) 처방(處方)

여기서도 소음인 처방과 마찬가지로 3항목으로 나누어 본다. 장중경의 상한론 중에서 소양인의 병에 경험한 10가지 방문, 원·명 2대의 의가들이 저술한 의서 중에서 소양인의 병에 경험한 중요한 약 9가지 방문, 새로 정한 소양인에게 응용하는 중요한 약 17가지 방문이 있다.

1. 장중경의 상한론 중에서 소양인의 병에 경험한 10가지 방문

아　들 : **백호탕(白虎湯)** 은 어떤 약재로 만듭니까?
아버지 : 석고 5전, 지모(知母) 2전, 감초 7분, 멥쌀 반홉으로 만들지.
아　들 : **저령탕(猪苓湯)** 은 어떤 약재로 만듭니까?
아버지 : 저령(猪苓), 적복령(赤茯苓), 택사(澤瀉), 활석(滑石), 아교(阿膠) 각 1전으로 만들지.
아　들 : **오령산(五苓散)** 은 어떤 약재로 만듭니까?
아버지 : 택사 2전 5분, 적복령, 백출 각 1전 5분, 육계(肉桂) 5분으로 만들지.

아　들 : **소시호탕(小柴胡湯)**은 어떤 약재로 만듭니까?

아버지 : 시호 3전, 황금 2전, 인삼, 반하 각 1전 5분, 감초 5분으로 만들지.

아　들 : **대청룡탕(大靑龍湯)**은 어떤 약재로 만듭니까?

아버지 : 석고 4전, 마황 3전, 계지 2전, 행인 1전 5분, 감초 1전, 생강 3쪽, 대추 2개로 만들지.

아　들 : **계비각반탕(桂婢各半湯)**은 어떤 약재로 만듭니까?

아버지 : 석고 2전, 마황, 계지, 백작약 각 1전, 감초 3분, 생강 3쪽, 대추 2개로 만들지.

아　들 : **소함흉탕(小陷胸湯)**은 어떤 약재로 만듭니까?

아버지 : 반하제(半夏製) 5전, 황련 2전 5분, 고루(苽蔞) 큰 것 4분의 1로 만들지.

아　들 : **대함흉탕(大陷胸湯)**은 어떤 약재로 만듭니까?

아버지 : 대황 3전, 망초(芒硝) 2전, 감수말(甘遂末) 5분으로 만들지.

아　들 : **십조탕(十棗湯)**은 어떤 약재로 만듭니까?

아버지 : 완화미초(莞花微炒), 감수, 대극초(大戟炒)를 가루로 만들고, 따로 대추 10개를 물 한 잔에 넣어 달여서 반 잔쯤 되면 대추를 건져내고 그 물에 약가루를 먹게 한다. 튼튼한 사람은 한 번에 1전, 약한 사람은 반 전을 먹게 한다. 설사를 한 뒤에는 죽을 먹여 몸을 보호해 주면 되지.

아　들 : **신기환(腎氣丸)**은 어떤 약재로 만듭니까?

아버지 : 육미지황탕(六味地黃湯)에 오미자(五味子) 한 가지를 더하면 되지.

2. 원,명 2대의 의가들이 저술한 의서 중에서 소양인의 병에 경험한 중요한 약 9가지

아 들 : **양격산(涼膈散)**은 어떤 약재로 만들고, 어떤 병을 다스립니까?

아버지 : 연교(連翹) 2전, 대황, 망초, 감초 각 1전, 박하, 황금, 치자 각 5분으로 만들지. 이 방문은 화제국(和劑局)에서 나온 것으로, **쌓인 열로 인해서 답답하고 마른 증세와 입과 혓바닥이 헐고, 눈이 붉고, 머리가 어지러운 병을 다스린다.** 이 방문을 다시 생각해 보면, 마땅히 대황, 황금, 감초는 빼야 할 것이다.

아 들 : **황련저두환(黃連猪肚丸)**을 만드는 약재는 무엇이며, 어떤 증세를 다스립니까?

아버지 : 웅저두(雄猪肚) 1개, 황련, 소맥초(小麥炒) 각 5냥, 천화분(天花粉), 백복신(白茯神) 각 4냥, 맥문동(麥門冬) 2냥을 모두 가루로 만들어 돼지밥통에 집어넣어 봉하고 시루에 쪄 가지고 절구에 찧은 뒤에, 오동나무 열매만한 크기로 환(丸)을 만든다. 이 방문은 위역림(危亦林)의 〈득효방(得效方)〉에서 나온 것으로 **강중증(强中證: 성교 과다나 약물의 남용 등으로 남자의 성욕이 이상적으로 항진되어 교접 직전에 사정하는 것. 몸이 여위고 정액이 저절로 나오게 됨)을 다스리는 방문이다.** 이 방문을 다시 생각해 보면 맥문동 한 가지는 폐를 다스리는 약이다. 폐와 신(腎)은 하나는 위로 올리고 하나는 아래로 내리는 작용을 해서 위아래로 관통하게 되지. 신장을 다스리는 약 5가지 중에서 폐를 다스리는 한 가지 약재는 비록 필요없는

재료 같으나, 그대로 사용해도 무방하다.

아　들 : 육미지황탕(六味地黃湯)을 만드는 약재는 무엇이며, 어떤 증세를 다스립니까?

아버지 : 숙지황 4전, 산약, 산수유 각 2전, 택사, 목단피, 백복령 각 1전 5분으로 만들지. 이 방문은 우박(虞博)의 〈의학정전(醫學正傳)〉에서 나온 것으로, **허로증(虛勞證: 신체 내의 원기가 부족하거나 피로가 지나쳤을 때 따르는 증상)**을 다스린다. 이 방문을 생각해 보면 산약(山藥) 한 가지는 폐를 다스리는 약이지.

아　들 : 생숙지황환(生熟地黃丸)을 만드는 약재는 무엇이며, 어떤 증세를 다스립니까?

아버지 : 생건지황(生乾地黃), 숙지황, 현삼(玄蔘), 석고 각 1냥으로 만들지. 풀로 오동나무 열매 크기로 환(丸)을 지어서 빈 속에 50~70개를 엽차(葉茶)에 복용한다. 이 방문은 이천의 〈의학입문(醫學入門)〉에서 나온 것으로 **눈이 어두운 것을** 다스리지.

아　들 : 도적산(導赤散)을 만드는 약재는 무엇이며, 어떤 증세를 다스립니까?

아버지 : 목통, 활석, 황가(黃架), 적복령, 생지황, 산치자(山梔子), 감초소(甘草梢) 각 1냥, 지각(枳殼), 백출 각 5분으로 만들지. 이 방문은 공신의 〈만병회춘〉에서 나온 것으로 **오줌빛이 쌀뜨물처럼 흐린 것을 고치는데 불과 두 번 먹으면 낫게 되지.** 이제 이 방문을 다시 생각해 보면 마땅히 지각, 백출, 감초는 빼야 하지.

아　들 : 형방패독산(荊防敗毒散)을 만드는 약재는 무엇이며, 어떤 증세를 다스립니까?

아버지 : 강활(羌活), 독활, 시호, 전호(前胡), 적복령, 형개수(荊芥穗), 방풍, 지각, 길경, 천궁, 인삼, 감초 각 1전, 박하 조금으로 만들지. 이 방문은 공신의 〈의감〉에서 나온 것으로, **상한(傷寒)이나 유행성 감기로 열이 나고, 두통이 있으며, 목이 뻣뻣하고, 사지가 쑤시는** 데 사용하지. 이 방문을 다시 생각해 보면 지각, 길경, 천궁, 인삼, 감초는 빼야 하지.

아 들 : 비아환(肥兒丸)을 만드는 약재는 무엇이며, 어떤 증세를 다스립니까?

아버지 : 호황련(胡黃連) 5전, 사군자육(使君子肉) 4전 5분, 인삼, 황련, 신곡(神曲), 맥아(麥芽), 산사육(山査肉) 각 3전 5분, 백복령, 백출, 구감초 각 3전, 노회하(蘆薈煆) 각 2전 5분으로 만들지. 이 약들을 가루로 만들어 찹쌀 풀에 녹두알 크기로 환(丸)을 지어 한 번에 **20~30환씩 먹게 하면 된다.** 이 방문은 공신의 〈의감〉에서 나온 것으로, **어린아이의 감병(疳病: 젖 먹이는 것을 조절 못해서 위를 버린 소아병)이나 식적(食積)을 고친다.** 다시 생각해 보면 마땅히 인삼, 백출, 산사육, 감초는 빼야 하지. 사군자는 경험이 없어서 약의 성질을 모르기 때문에 경솔히 말할 수는 없음이다.

아 들 : 소독산(消毒散)을 만드는 약재는 무엇이며, 무엇을 다스립니까?

아버지 : 우방자(牛蒡子) 2전, 형개수(荊芥穗) 1전, 생감초, 방풍 각 5분으로 만들지. 이 방문은 공신의 〈의감〉에서 나온 것으로, **마마가 발반(發斑)이 잘되지 않거나 가슴 앞에만 몹시 났을 때** 급히 3, 4차 먹이면 쾌히 나오고, 독이 풀려서 신효하게 낫

게 되지. 이 처방에서는 감초를 빼야 함을 명심해야 한다.

아　들 : **수은훈비방(水銀熏鼻方)**을 만드는 약재는 무엇이며, 어떤 병을 다스립니까?

아버지 : 흑연(黑鉛), 수은 각 1전, 주사(朱砂), 유황, 몰약 각 5분, 혈갈(血竭), 웅황(雄黃), 침향(沈香) 각 3분으로 만들지. 이 약을 가루로 만들어 종이에 말아서 일곱 개의 훈비(熏鼻)를 만든다. 이것을 불에 태우는데, 향유에 불을 켜서 상 위에 놓고, 병자로 하여금 두 다리를 뻗게 하고 홑이불을 씌운 후에 입으로 자주 냉수를 물어 뱉게 하고 훈을 해야 입이 상하지 않는다. 첫날 세 대를 하고 다음날부터는 매일 한 대씩 훈비를 계속하게 한다. 이 방문은 주진형(朱震亨)의 〈단계심법(丹溪心法)〉에서 나온 것으로, **매독〔楊梅瘡〕, 천포창(天疱瘡 : 몸에 수포가 생김)** 등에 매우 신효하지.

아　들 : 수은에 관해 좀더 알고 싶습니다.

아버지 : 수은은 묵은 열〔積熱〕을 없애고 머리와 눈을 맑게 한다. 그리고 양(陽)을 억제하고 음(陰)을 하초(下焦)로 돌아오게 하지. 때문에 소양인의 양을 억제하고 음을 북돋아 주는 약 중에 이 약이 최고이다. **다만 이 약은 당일로 급한 환자를 구하는 데만 쓸 것이요, 여러 날 계속하여 보음(補陰)하는 약으로는 쓸 수 없지.** 비유하자면 백두산을 들 수 있는 힘으로 한 번에 적을 없애는 것과 같고 두 번 다시 치게 되면 적이 이미 흩어져 버린 뒤여서 군사들이 반란을 일으킬 염려가 있는 것과 같은 것이다. 이 약은 **전후풍(纏喉風)에 반드시 사용할** 약이지.

아　들 : **경분말(輕粉末)**은 또 어떠합니까?

아버지 : 소양인이 한쪽 다리를 못쓰거나 또는 양쪽 다리를 못쓰는 데
는 경분말 5리나 혹은 1분을 3일 동안 계속하여 쓰되, **병이
낫든지 낫지 않든지 간에 반드시 3일을 초과해서는 안되며,**
또 하루에 5리나 1분을 초과해서도 안된다. 약을 쓰는 동안은
바람과 찬 기운을 조심하고 금기(禁忌)를 삼가해야 하지. 한
쪽팔을 못쓰거나 반쪽 몸을 못쓰는 증세(반신불수), 입과 눈
이 삐뚤어지는 증세(구안와사)에는 써서는 절대 안된다.

아　들 : 약을 사용함에 있어 주의할 점을 말씀해 주십시오.

아버지 : 원칙적으로 급한 병은 급하게 치료해야 하고, 급하지 않은 병
은 급히 치료해서는 안되지. 경분(輕粉)은 위험한 약이기 때
문에 급한 생각으로 이 약을 써서 속히 효험이 있기를 바라서
는 안됨이다. 급하지 않은 병은 천천히 나아야만 참으로 낫는
법이지. 만일 급하지 않은 병에서 급히 효험을 거두게 되면
이 병은 반드시 재발할 것이야. 이렇게 되면 고치기 어려워지
지. 그렇기 때문에 병에 따라서 3일 동안 계속해서 약을 써야
하는 병이 있고, 하루, 이틀, 사흘의 사이를 두고 세 차례를
계속해서 써야 할 병이 있지.

아　들 : 수은을 사용할 때 주의해야 할 점은 무엇입니까?

아버지 : 소양인의 인후병, 눈병, 콧병과 다리가 마비되어 못쓰는 병에
수은(水銀)을 연 3, 4일 동안 훈비하기도 하고 먹이기도 하
면 병이 낫게 되지. **병이 나은 뒤에 한 달 동안은 반드시 안으
로 찬 곳에 거처하거나 밖으로 바람을 쐬어서는 안된다. 더구
나 손을 씻거나 낯을 씻어도 안된다. 또 새옷을 갈아입거나
머리를 빗어서도 안된다. 이것을 어기면 반드시 죽게 된다.**
찬 방에 거처하지 말아야 하는데, 찬 방에서 냉기를 쐬게 되

면 갑자기 죽게 되지. 또는 너무 더운 방에 거처해서도 안되는데, 열이 나서 문을 열어 놓게 되면 갑자기 죽게 되지.

아　들 : 수은을 쓰는 사람은 소금이나 간장을 먹지 말라고 했는데 이는 어떠합니까?

아버지 : 이는 간장 속에는 콩이 들어 있어서 수은의 독기를 풀어버리기 때문이지. 그러나 독한 약은 약간의 독을 풀어주는 것도 무방하므로 구태여 소금과 간장을 금할 필요는 없지.

3. 새로 정한 소양인에게 응용하는 중요한 약 17가지

아　들 : 형방패독산(荊防敗毒散)을 만드는 약재는 무엇이며, 어떤 병을 다스립니까?

아버지 : 강활, 독활, 시호, 전호, 형개, 방풍, 적복령, 생지황, 지골피(地骨皮), 차전자(車前子) 각 1전으로 만들지. 이 처방은 **두통이 나고 차가운 기운과 열이 오락가락하는** 자에게 사용하지.

아　들 : 형방도적산(荊防導赤散)을 만드는 약재는 무엇이며, 어떤 병을 다스립니까?

아버지 : 생지황 3전, 목통 2전, 현삼, 고루인 각 1전 5분, 전호, 강활, 독활, 형개, 방풍 각 1전으로 만들지. 이 방문은 **두통과 가슴이 답답하고 열이 있는** 자에게 사용한단다.

아　들 : 형방사백산(荊防瀉白散)을 만드는 약재는 무엇이며, 어떤 병을 다스립니까?

아버지 : 생지황 3전, 복령, 택사 각 2전, 석고, 지모(知母), 강활, 독활, 형개, 방풍 각 1전으로 만들지. 이 방문은 **두통과 방광이**

조(躁)한 자에게 사용하지.
아　들 : 저령차전자탕(猪苓車前子湯)을 만드는 약재는 무엇이며, 어떤 병을 다스립니까?
아버지 : 택사, 복령 각 2전, 저령, 차전자 각 1전 5분, 지모, 석고, 강활, 독활, 형개, 방풍 각 1전으로 만들지. 이 방문은 두통과 **복통에 설사가 있는 자에게 사용한단다.**
아　들 : 활석고삼탕(滑石苦蔘湯)을 만드는 약재는 무엇이며, 어떤 병을 다스립니까?
아버지 : 택사, 복령, 활석, 고삼 각 2전, 천황련(川黃連), 황백(黃柏), 강활, 독활, 형개, 방풍 각 1전으로 만들지. 이 방문은 **복통만 있고 설사가 없는 자에게 사용해야 하지.**
아　들 : 독활지황탕(獨活地黃湯)을 만드는 약재는 무엇이며, 어떤 병을 다스립니까?
아버지 : 숙지황 4전, 산수유 2전, 복령, 택사 각 1전 5분, 목단피, 방풍, 독활 각 1전으로 만들지. 이 방문은 **음식에 체하여 속이 뭉치고 가득 찬 자에게 사용하지.**
아　들 : 형방지황탕(荊防地黃湯)을 만드는 약재는 무엇이며, 어떤 병을 다스립니까?
아버지 : 숙지황, 산수유, 복령, 택사 각 2전, 차전자, 강활, 독활, 형개, 방풍 각 1전으로 만들지. 해소가 있을 때에는 전호(前胡)를 가입하고, 혈증(血證)에는 현삼, 목단피를 가입하고, 편두통에는 황련, 우방자(牛蒡子)를 가입하지. 음식 먹고 체한 뒤에 속이 뭉치고 가득 찬 데는 목단피를 가입하고, 화(火)가 뜬 자에게는 석고를 가입하지. 두통이 있고 번열(煩熱)이 나며, 혈증이 있는 데는 숙지황 대신 생지황을 쓰고, 석고를 가

입할 때는 산수유를 빼야 하지. 형개, 방풍, 강활, 독활은 모두 보음(補陰)하는 약이지. 형개와 방풍은 가슴을 크게 맑게 하고 풍을 흩어주지. 강활, 독활은 방광의 진음(眞陰)을 크게 보(補)해 준다. 그러므로 **두통, 복통, 식체로 속이 뭉쳐 있는데, 설사 등을 막론하고 몸이 허약한 자에게는** 이 약을 수백 첩 쓰면 반드시 효험이 있게 되지.

아　들 : **십이미지황탕(十二味地黃湯)**을 만드는 약재는 무엇입니까?

아버지 : 숙지황 4전, 산수유 2전, 백복령, 택사 각 1전 5분, 목단피, 지골피, 현삼, 구기자, 복분자(覆盆子), 차전자, 형개, 방풍 각 1전으로 만들지.

아　들 : **지황백호탕(地黃白虎湯)**을 만드는 약재는 무엇입니까?

아버지 : 석고 5전 혹 1냥, 생지황 4전, 지모 2전, 방풍, 독활 각 1전으로 만들지.

아　들 : **양독백호탕(陽毒白虎湯)**을 만드는 약재는 무엇입니까?

아버지 : 석고 5전 혹 1냥, 생지황 4전, 지모 2전, 형개, 방풍, 우방자 각 1전으로 만들지. 이 방문은 **양독으로 반점이 생기고 변비증이 있는 자에게** 사용하지.

아　들 : **양격산화탕(涼膈散火湯)**을 만드는 약재는 무엇이며, 어떤 병을 다스립니까?

아버지 : 생지황, 인동등(忍冬藤), 연교(連翹) 각 2전, 산치자, 박하, 지모, 석고, 방풍, 형개 각 1전으로 만들지. 이 방문은 **상소증(上消證)에 사용한다.**

아　들 : **인동등지골피탕(忍冬藤地骨皮湯)**을 만드는 약재는 무엇이며, 어떤 병을 다스립니까?

아버지 : 인동등 4전, 산수유, 지골피 각 2전, 천황련(川黃連), 황백

(黃白), 현삼, 고삼, 생지황, 지모, 산치자, 구기자, 복분자, 형개, 방풍, 금은화(金銀花) 각 1전으로 만들지. 이 방문은 **중소증(中消證)에 사용하지.**

아　들 : 숙지황고삼탕(熟地黃苦蔘湯)을 만드는 약재는 무엇이며, 어떤 병을 다스립니까?

아버지 : 숙지황 4전, 산수유 2전, 백복령, 택사 각 1전 5분, 지모, 황백, 고삼 각 1전으로 만들며, **하소증(下消證)에 사용하지.**

아　들 : 목통대안탕(木通大安湯)을 만드는 약재는 무엇이며, 어떤 병을 다스립니까?

아버지 : 목통, 생지황 각 5전, 적복령 2전, 택사, 차전자, 천황련, 강활, 방풍, 형개 각 1전으로 만들며, **부종(浮腫)을 치료하는 데 쓴다.** 위험한 병에는 계속해서 약을 써서 백여 첩이 되도록 써야 하지. 황련, 택사는 귀한 약재이니 가난한 자는 혹 황련, 택사를 빼기도 하지.

아　들 : 황련청장탕(黃連淸腸湯)을 만드는 약재는 무엇이며, 어떤 병을 다스립니까?

아버지 : 생지황 4전, 목통, 복령, 택사 각 2전, 저령, 차전자, 천황련, 강활, 방풍 각 1전으로 만들며, **이질을 치료하는 데 쓴다.** 여기에 목통 2전을 빼고 형개 1전을 가입하면 임질에도 사용되지.

아　들 : 주사익원산(朱砂益元散)을 만드는 약재는 무엇이며, 어떤 병을 다스립니까?

아버지 : 활석 2전, 택사 1전, 감수 5분, 주사 1분을 가루로 만들어 더운 물이나 정화수에 먹게 하면, **여름철에 더위를 씻는 매우 좋은 약이 되지.**

아　　들 : 감수천일환(甘遂天一丸)을 만드는 약재는 무엇이며, 어떤 병을 다스립니까?

아버지 : 감수말(甘遂末) 1전, 경분말(輕粉末) 1분을 섞어서 풀로 환약을 지어 열 개로 만들고 거기에 주사를 입힌다. 환약이 마른 지 오래 되어 딱딱하면 잘 풀어지지 않으므로 먹을 때에 종이로 두세 겹을 싸서 방망이로 빠가지고 깨쳐서 3, 4, 5조각으로 만들어 입에 넣고 정화수로 먹으면 된다. 그 후 3, 4시간을 기다려 설사가 나지 않으면 다시 두 알을 쓴다. 설사를 세 차례쯤 하면 적당한 것이요, 6차를 하면 지나친 것이다. 미리 미음을 끓여 두었다가 2, 3차 설사한 다음에 이내 미음을 먹게 한다. 그렇게 하지 않으면 기운이 빠져서 견디어 내기가 어렵게 되지. **이 약은 결흉증에 물을 마시면 금시 토하는데 쓴다.** 또 감수 1전, 경분 5분을 가지고 환약 열 개를 만들면 이것을 경분감수용호단(輕粉甘遂龍虎丹)이라 하지. 경분, 감수를 같은 양으로 환약 열 개를 만들면 이것을 경분감수자웅단(輕粉甘遂雌雄丹)이라 하지. 경분 1전, 유황, 몰약, 감수 각 5분으로 환약을 30개 만들면 유향몰약경분환(乳香沒藥輕粉丸)이라 하지. 경분은 땀을 내고, 감수는 물을 내려 보내지. 경분의 약의 힘은 1분이면 넉넉하고 5리라도 모자라지 않는다. 감수의 약의 힘은 1분 5리면 넉넉하고 7, 8리라도 모자라지 않는다. 경분, 감수는 본래 독한 약이기 때문에 모두 경솔하게 1분이라도 지나치게 써서는 안되고, 병의 가볍고 무거움을 생각하며 써야 한다. 두뇌에 있는 화기(火氣)를 셋고자 할 때는 경분을 주로 써야 하고, 가슴의 수기(水氣)를 내리려면 감수를 주로 써야 하지.

아　들 : 지금까지 소양인의 약재는 포(炮), 구(灸), 초(炒), 외(煨)를 못합니까?
아버지 : 그렇지. 포는 통째로 싸서 굽는 것, 구는 불 위에 그대로 놓고 굽는 것, 초는 불에 볶는 것, 외는 잿불 속에 묻어서 굽는 것을 말하는데, 소양인에게 쓰는 약은 이렇게 해서는 안된다.
아　들 : 오늘 말씀 잘 들었습니다.

사•상•의•학

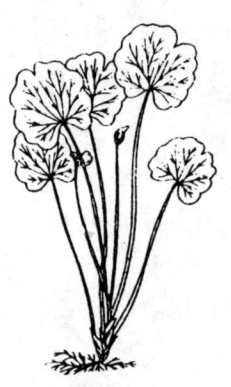

• 깽깽이풀 •
매자나무과에 딸린 여러해살이풀.
한의에서 뿌리를 황련이라 하여
눈병·설사 등의 약재로 씀.
맛은 쓰고 성질은 약간 더움.

14. 태음인(太陰人) 위완수한표한병론(胃脘受寒表寒病論)

　태음인의 위완이 차가운 기운을 받아 밖으로 한병이 된다는 뜻이다. 여기서 위완은 위장을 말한다. 황제내경에는 식도를 위완이라고 설명하고 있기도 하다.
　태음인에게 적합한 고기로는 쇠고기가 특히 좋고, 오징어, 잉어 등과 담백한 생선류는 모두 좋다. 부적합한 음식으로는 계란, 닭고기, 개고기, 염소고기, 돼지고기, 배추, 사과 등이 있다.

아　들 : 상한병에 태양증을 장중경이는 어떻게 말했습니까?
아버지 : 열이 나서 두통이 있고, 온몸이 쑤시고, 허리가 아프고, 뼈마디가 쑤시고, 오한이 나며 땀이 없이 숨이 차는 증세를 태양증이라고 했다.

1	태음장리위본한(太陰臟理胃本寒)
	오한두통태양증(惡寒頭痛太陽證)

이는 곧 태음인이 등성마루에 한기가 들어 밖병[表病]이 된 것이니 가벼운 증세이지.

아　들 : 이 증세에 대한 처방은 어떠합니까?

아버지 : 장중경의 처방인 마황탕(麻黃湯)을 쓸 수 없는 것이 아니나 계지(桂枝)와 감초(甘草)는 필요치 않은 약이니 마땅히 마황발표탕(麻黃發表湯)을 써야 하지.

2	계지감초위두재(桂枝甘草爲蠹材)
	당용마황발표탕(當用麻黃發表湯)

아　들 : 장중경이가 말하기를「상한이 된 지 4, 5일에 궐(厥)이 되는 자는 반드시 열이 오른다」라고 했습니다. 궐이란 무엇입니까?

아버지 : 여기에서 궐이라고 하는 것은 오한만 있고 열이 없음을 말하는 것이며, 수족의 궐역(손발이 차가워짐)을 말하는 것이 아니다. 태음인의 상한 밖병에 한궐(寒厥)이 된 지 4, 5일 뒤에 열이 오르는 것은 중한 증세이지. 한궐이란 양기가 허약해지므로 인해 생기는 궐증이다.

아　들 : 장감병(長感病)이란 무엇입니까?

아버지 : 장티푸스라고도 하는데 태음인의 병에 먼저 이마 위와 눈썹 사이에서 땀이 나되, 한 번 땀이 나서는 병이 풀리지 않고 여러 번 땀이 나고서야 병이 풀리는 것을 말하지.

아　들 : 장감병의 구체적 증세는 어떠합니까?

아버지 : 이 증세는 열이 오르고 땀이 반드시 앞 이마와 머리카락 사이에서부터 시작하여 이마 위로 통한다. 또 며칠 뒤에는 열이

오르고 땀이 눈썹 있는 데로 통한다. 또 며칠 뒤에 열이 오르고 땀이 광대뼈 위에 이른다. 또 며칠 뒤에는 열이 오르고 땀이 가슴에 이른다. 이와 같이 이마 위, 눈썹 위, 광대뼈 위까지 땀이 몇 차례 순서적으로 난 뒤 입술과 턱 사이에서는 땀이 한차례 난 뒤에 곧장 가슴에 이르게 되지.

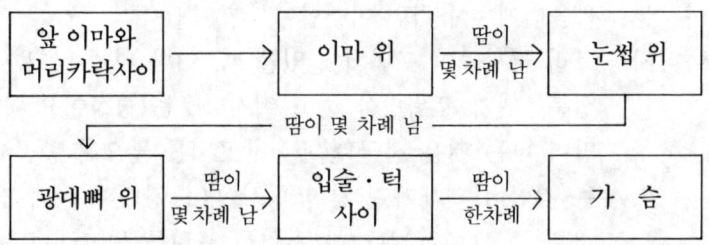

이 증세는 시작에서부터 끝까지 거의 20일이 걸리며, 한궐이 6, 7차 반복된 뒤에야 병이 풀리게 되지. 이와 같은 증세를 일반적으로 장감병이라고 말하는 것이지.

3	장감한궐우발열(長感寒厥又發熱)
	당관액미권진한(當觀額眉顴唇汗)

아 들 : 태음인이 죽게 되는 경우는 어떠합니까?

아버지 : 태음인의 병이 **궐이 된 지 6, 7일인데도 열이 나지 않고 땀이 나지 않으면 죽게 되지.** 한궐이 된 지 2, 3일에 열이 나고 땀이 나면 이는 가벼운 증세이다. 한궐이 된 지 4, 5일에 열이 나고 이마 위에 엷은 땀이 있는 것은 장감병이니 중증이다.

아　들 : 장감병에 걸리게 된 이유는 무엇입니까?

아버지 : 이 증세는 원래 노심초사한 나머지 위완(胃脘)이 쇠약해지고 몸 바깥 부분이 약해져서 차가운 기운을 막아내지 못하므로 차갑고 사악한 기운에 에워싸여져 정기(正氣)와 사기(邪氣)가 서로 다투는 형세로서, 객(客)이 세고 주인이 약한 상황에 놓여 있기 때문이지.

아　들 : 싸움터에 비유하면 어떠합니까?

아버지 : 우리 군사들이 포위되어 있을 때, 이마 위에 땀이 나는 것은 선봉부대가 포위망을 뚫고 뛰쳐나오는 형상이요, 눈썹 가에 땀이 나는 것은 전군(前軍)이 포위를 뚫으려 총공세를 취하는 것이니 기세가 용감한 형상이요, 광대뼈 위에 땀이 나는 것은 중군(中軍)부대가 천천히 포위를 뚫고 나오는 형상이지. 이 병에서 땀이 눈썹 위에 나는 것은 곧 위험을 면하는 것이며, 땀이 광대뼈 위에 나는 것은 반드시 위급하지 않은 것이다.

아　들 : 태음인의 땀방울 크기에 따라 병의 상태를 알 수 있습니까?

아버지 : 이마·눈썹·광대뼈 위의 어느 곳에서 나오는 땀방울의 굵기가 기장 낟알만하며, 좀 오래 열이 오르다가 도로 들어가는 것은 정기가 세고 사기가 약한 것이니, 이는 시원한 땀이지. 땀방울이 작은 알맹이 같거나 땀방울 없이 흐르다가 곧 도로 들어가는 것은 정기가 약하고 사기가 강한 것이니, 시원스런 땀이 못되지.

아　들 : 태음인에게서 땀이 나는 부위에 따라 병의 가벼움과 무거움을 알 수 있습니까?

아버지 : 그럼. 태음인의 **등쪽에 비록 머리 밑으로 땀이 나더라도 얼굴**

부분의 앞 머리카락 아래로 땀이 없는 것은 흉한 증세다. 온 몸에 모두 땀이 있으나 양 귓문 좌우에 땀이 없으면 죽는 증세이지.

4	전체수유한(全體雖有汗)
	우간이후한(又看耳後汗)

대체로 **태음인에게 땀이** 귀 뒤 높은 뼈와 얼굴 부위 앞 머리카락에서 시작하여 가슴까지 크게 통하면 병이 풀리지. 앞 머리카락에서 땀이 나면 비로소 죽음을 면한 것이고, 이마 위에서 땀이 나면 간신히 위험을 면하는 것이지. 눈썹 위의 땀은 위험을 완쾌히 면한 것이지.

5	두통골절통(頭痛骨節痛)
	미한쾌면위(眉汗快免危)

광대뼈 위의 땀은 살아갈 길이 환하게 열린 것이고, 입술과 턱 사이의 땀은 병이 이미 풀리는 것이지.

6	권한생노관(顴汗生路寬)
	순한병기해(脣汗病己解)

가슴 위의 땀은 병이 완전히 풀리는 것이다.

7	억한병대해(臆汗病大解)
	가점병경중(可占病輕重)

아 들 : 땀과 한궐의 관계는 어떠합니까?

아버지 : 땀이 이마 위에서 나다가 눈썹 위로 통하려 할 때는 한궐의 힘이 매우 사나운 것이 아니나, 광대뼈 위에서 땀이 나다가 입술과 턱 사이로 통하려 할 때 한궐증이 매우 사나워 병자는 한기와 싸우면서 위아래 이빨을 부딪치면서 심지어는 완전히 동풍이 된 것 같으며, 그 한기는 겨드랑이 밑으로 직통하게 되지. 장중경이 이른바 궐이 심한 것은 열도 심하고, 궐이 가벼운 것은 열도 또한 작다 함은 이것을 두고 말한 것이다. 이 증세에 **한궐의 힘이 여러 날 계속되면 병이 중한 증세요, 한궐의 힘이 사나운 것은 병의 중한 증세가 아니다.**

아 들 : 한궐의 중증을 달리 어떻게 이름합니까?

아버지 : 경기도에서는 장감병이라 말하고, 함경도 사람들은 사십일통(四十日痛), 무한건병(無汗乾病: 땀이 없고 건조하다고 해서 생긴 병명)이라 말하지.

아 들 : 한궐의 중증에 옛 사람들이 사용한 약은 무엇입니까?

아버지 : 형방패독산, 곽향정기산, 보중익기탕을 사용했으나, 이는 모두 잘못된 처방이다. 이 증세는 마땅히 땀의 나아가고 들어감으로써 병의 경중을 점칠 것이며, 한기의 줄어들고 더해짐으로써 병의 경중을 점쳐서는 안된다. 「병이 사람을 죽일 수는 없으나, 약은 사람을 죽일 수 있다」는 말이 있듯이 약을 치료함에 주의해야지.

아 들 : 왜 치료를 틀리게 하게 됩니까?
아버지 : 땀이 눈썹 사이나 광대뼈 위에 있을 때는 비록 약을 복용하지 않아도 저절로 나을 것인데, 약을 잘못 쓰게 되면 광대뼈 위의 땀이 다시 이마 위의 땀으로 변하게 되고, 밖증[外證] 한 궐의 힘이 약간 줄어들게 되지. 이에 의사와 환자는 착각을 하게 되지.
아 들 : 처방을 하고 하지 않음에도 주의를 해야 합니까?
아버지 : 그렇지. 의덕이 높은 이라야 이를 알 수 있으니 한의들은 모두 이 점을 알아야 하지. 장감병에 역기(疫氣)가 없는 것은 저절로 낫기를 기다려도 좋겠으나, 온병(瘟病 : 겨울철에 침입한 상한이 잠복해 있다가 다음 해 봄이나 여름에 발병하는 질병)에다 역기(疫氣)가 중한 것은 필히 약을 사용해야 하지. 여기서 역기란 요즘 말로 하면 돌림병을 말한다.
아 들 : 한궐에 4일간 땀이 없는 것은 중한 증세이고, 5일이 되어도 땀이 없는 것은 위험한 증세라고 정의할 수 있겠습니다만, 처방은 어떻게 해야 합니까?
아버지 : 마땅히 웅담산(熊膽散)이나 한다열소탕(寒多熱少湯)에다 제조(蠐螬) 5, 7, 9개를 넣어서 써야 하지. 제조는 굼벵이를 말함이다.

8	오일무한자(五日無汗者)
	당용웅담산(當用熊膽散)
9	한다열소탕(寒多熱少湯)
	제조오칠구(蠐螬五七九)

대변이 묽으면, 반드시 건률(乾栗), 의이인(薏苡仁) 등속을 써야 하고, 대변이 마르면, 반드시 갈근(葛根), 대황(大黃) 등속을 써야 하지.

10	변활건률의이인(便滑乾栗薏苡仁)
	변조갈근대황속(便燥葛根大黃屬)

만약 이마 위나 눈썹 위 또는 광대뼈 위에 땀이 있을 때는 저절로 낫기를 기다려, 병이 풀린 뒤에 약을 써서 조리해야만 하지.

아　들 : 태음인 위완한증의 온병(瘟病)에 평소 정충증(怔忡症: 가슴이 두근거림)이 있고, 땀이 없이, 약간 숨이 차면서(기단: 氣短), 결해(結咳)가 있는 증세를 다스리는 약은 무엇입니까?

아버지 : 결해란 억지로 기침을 하며 가래가 나올 듯하면서도 나오지 않거나, 어쩌다 나오는 것을 말하지. 소음인의 결해를 흉결해(胸結咳)라 하고, 태음인의 결해를 함결해(頷結咳)라 말하지. 위 증세에 별안간 설사를 하여 수십 일이 되도록 그치지 않게 되면 곧 겉병[表病]의 중증이다. 태음조위탕(太陰調胃湯)에다 저근피(樗根皮) 한 전을 가해서 하루에 두 번 복용시키게 되면 열흘 만에 설사를 멈추게 되지. 30일을 계속 복용하면 날마다 땀을 흘리게 되고, 땀은 얼굴을 덮고 소증(素證: 본디부터 몸에 가지고 있는 병)도 또한 줄어들게 되지.

11	온병정충설사증(瘟病怔忡泄瀉證)
	태음조위저일전(太陰調胃樗一錢)

아　들 : 이 병은 돌림병이니 가족들이 걸릴 수도 있겠습니다.
아버지 : 그렇지. 온증(瘟證)이란 음식이 맛이 없어서 전혀 입에 못 넣게 된다. 이 증세가 병구호하는 가족들에게 생기기 쉽지.
아　들 : 이럴 때 처방은 어떠합니까?
아버지 : 태음조위탕에다 승마(升麻), 황금(黃芩) 각 한 전을 넣어 계속 열흘을 복용하게 하면 땀이 얼굴을 덮고 역기(疫氣)도 조금 줄어들게 되지. 이 다음에 2일간 대변이 불통되는 증세가 있으면, 갈근승기탕을 5일간 사용해야 한다. 그러면 입맛이 당기고 역기가 크게 줄어들며 병이 풀리게 되지. 또다시 태음조위탕에다 승마, 황금을 넣어 40일간 사용하면 역기가 없어지고 소증도 또한 완전히 치료되지.

12	실치우염온병중(失治又染瘟病重)
	태음조위가승금(太陰調胃加升芩)
13	면한역감대변폐(面汗疫減大便閉)
	잉용갈근승기탕(仍用葛根承氣湯)

아　들 : 온역과 소병은 관련이 있습니까?
아버지 : 물론 있지. 본디 한증(寒證)의 병이 있는 자는 온병을 얻어도 한증이며, 본디 열증(熱證)의 병이 있는 자는 온병을 얻어도 또한 열증인 것이지. 소병(素病)이 가벼운 자가 온병을 얻게

되면 중증이 되고, 소병이 중한 자가 온병을 얻게 되면 위험한 증세가 되지.

아 들 : 소병이 있을 때 치료법은 어떠합니까?

아버지 : 목안이 건조하고 얼굴빛이 희푸르며[淸白色], 몸이 차고, 혹 설사를 하는 소병이 있지. 목안이 건조한 것은 간에 열이 있는 것이며, 얼굴빛이 희푸르고 몸이 차고 혹 설사를 하기도 하는 것은 위완(胃脘)이 차기 때문이지. 이와 같은 증세는 겉과 속이 모두 병든 것이니, 소병의 중증이지. 이런 사람이 온병에 걸리면 병이 20일이 지나야 풀리게 된다. 처음에는 대변이 묽다가 설사를 하기도 하고, 중간에서는 묽고, 끝에 가서는 마른 변을 보게 되지. 매일 2, 3, 4차례씩 대변을 보게 된다. 처음에는 한다열소탕을 사용하고, 병이 풀린 뒤에는 조리폐원탕(調理肺元湯)을 사용하면 되지. 40일간 조리 후에 살 수 있게 되지.

14	소병한다열소탕(素病寒多熱少湯)
	병해후조리폐원(病解後調理肺元)

아 들 : 말씀 잘 들었습니다.

15. 태음인(太陰人) 간수열이열병론(肝受熱裡熱病論)

　　태음인의 간이 열을 받아 속으로 열병(熱病)이 됨을 논한 글이다. 태음인은 숫자적으로 50%를, 소양인이 30%를, 소음인이 20%를 차지한다. 태양인은 만 명 중 3~10명으로 가장 적다. 이 비교 숫자는 시대와 지역에 따라 약간의 차이가 있다.

아　들 : 태음인이 온역병에 전염되어 간열(肝熱)을 일으킬 때 증세는 어떠합니까?
아버지 : 병이 발생하는 초기부터 크게 높은 열을 일으키며 오한을 거듭하고, 얼굴, 뺨, 목이 벌겋게 붓고, 목구멍에 염증이 생겨 아프게 되지.

1	간열태음인(肝熱太陰人)
	온병대열증(瘟病大熱證)

아　들 : 양독(陽毒)이란 무엇입니까?

아버지 : 양독이란 얼굴에 붉은 반점이 마치 비단 무늬같이 나타나고, 목구멍이 아프며 피고름을 뱉아 내는 것을 말하지. 삼양(三陽)병이 매우 변해서 양독증이 되지.

아 들 : 처방은 어떠합니까?

아버지 : 마땅히 갈근해기탕(葛根解肌湯)과 흑노환(黑奴丸)을 써야 하지. 태음인의 양명병(陽明病)에 눈이 아프고 콧속이 마르며 잠을 이루지 못하는 증세에도 갈근해기탕을 처방해야 하지.

2	양독면적신발반(陽毒面赤身發斑)
	갈근해기우흑노(葛根解肌又黑奴)

아 들 : 온역에 한기가 더하고 열이 대단하며, 대변이 마르고 깔깔할 때 처방은 어떠합니까?

아버지 : 마땅히 조각대황탕(皂角大黃湯) 또는 갈근승기탕(葛根承氣湯)을 써야 하지.

아 들 : 온역에 머리, 얼굴, 목, 뺨이 벌겋게 부은 데에 처방은 어떠합니까?

아버지 : 역시 조각대황탕, 갈근승기탕을 써야 하지.

3	증오장열조삽자(憎惡壯熱燥澁者)
	두면항협적종자(頭面項頰赤腫者)
4	조각대황탕(皂角大黃湯)
	갈근승기탕(葛根承氣湯)

아　들 : 온병에 속증[裏證]과 겉증[表證]은 어떠합니까?
아버지 : 몸에 열이 있고 배가 부르며 설사를 하는 자가 열이 성하면 이는 속증이니 마땅히 갈근해기탕(葛根解肌湯)을 써야 한다.

5	신열복통자리자(身熱腹痛自利者)
	당용갈근해기탕(當用葛根解肌湯)

한기가 성하면 이는 겉증으로서 매우 중한 증세이니 태음조위탕(太陰調胃湯)에다 승마, 황금을 더해서 써야 하지.

6	신한복통자리자(身寒腹痛自利者)
	태음조위가승금(太陰調胃加升芩)

아　들 : 태음인의 간열열증온병(肝熱熱證瘟病)을 다스린 임상예는 어떠합니까?
아버지 : 동무 선생님께서 직접 치료한 예를 알아보자. 태음인 한 사람이 몇 해를 두고 눈병이 나았다 더했다 하는 소병(素病)을 가지고 있었다. 이 사람이 온병에 걸렸는데, 처음 시작되던 날부터 열다한소탕(熱多寒少湯)을 썼더니 3, 4, 5일째 대변이 혹 묽기도 하고 혹 설사가 되기도 했다. 6일에 이르러 하루 동안 대변이 불통되는 증세가 있었으므로 갈근승기탕을 계속 사흘을 복용하게 했더니 죽을 배나 더 먹게 되었다. 또 다시 사흘을 복용시키니 역기(疫氣)가 크게 줄어들었지. 병

이 풀린 뒤에는 열다한소탕을 썼지. 대변이 마르면 대황 1전을 더하고, 묽고 설사하는 것이 지나치면 대황을 빼셨지. 이와 같이 20일 동안 조리하니 병이 완쾌되었다는구나.

아　들 : 임상예에서 이 병이 중한 증세임을 알 수 있는 증세는 무엇입니까?

아버지 : 이 병이 처음 시작되어 구역이 나고 토하며, 어지러워 혼수상태면 이는 중증이다.

아　들 : 속열온병(裡熱瘟病)에 죽을 전혀 입에 대지 않고 약도 먹지 못하며 열이 심하며 가끔 찬물을 마실 뿐이고, 11일에 이르러 대변이 불통된 지 이미 3일째이고 헛소리를 할 때 처방은 어떠합니까?

아버지 : 이런 병자가 열이 심하게 오르게 되면 동풍(動風)이 되어 두 손이 얼음장처럼 차고, 두 무릎을 펴고는 구부리지 못하게 되지. 이 병자에게 급하게 갈근승기탕을 달여 억지로 입 안으로 흘려 넣으면, 죽을 배나 많이 먹고 역기가 크게 풀려서 살아나게 되지.

7	발열섬어대변비(發熱譫語大便秘)
	갈근승기한소탕(葛根承氣寒少湯)

아　들 : 태음인의 얼굴빛을 보고 조증(燥證)이 있고 없음을 알 수 있습니까?

아버지 : 알 수 있지. 〈황제내경〉에 다음과 같이 설명하고 있지. 「까실까실하고 몸이 마르고 물기가 없으며 쭈글쭈글한 모든 증세는 모두 조(燥)에 속한다.」 태음인의 얼굴빛이 푸르거나 흰

자는 흔히 조증이 없고, 얼굴빛이 누르거나 붉거나 검은 자는 흔히 조증이 있는데, 이는 간에 열이 있고 폐가 조해서 그렇게 되는 것이지.

아　들 : 반창병은 어떤 증세를 말합니까?

아버지 : 태음인의 조열증(燥熱證: 간에 열이 있고 폐가 조해서 생기는 병)에 손가락이 검게 타는 증세를 반창병(瘢瘡病)이라 하지. 처음에는 왼손 가운데 손가락이 검게 타고 힘이 없고, 2년 안에 한 손가락에 검은 피가 탄 듯 엉겨서 손바닥을 지나 손등이 부어오르게 되지.

아　들 : 그 뒤에 증세는 어떠합니까?

아버지 : 칼로 손가락을 잘라도 1년 안에 반창(瘢瘡)이 온몸에 퍼지게 되지. 큰 것은 큰 동전만하고 작은 것은 작은 동전만하지. 3년 지나면 손과 발이 힘을 못쓰게 되지.

아　들 : 처방은 어떠합니까?

아버지 : 열다한소탕(熱多寒少湯)에다 고본(藁本) 2전, 대황 1전을 더해서 28첩을 쓰게 되면 대변이 비로소 묽어지다가 겨우 하루나 이틀을 지나 다시 굳어지게 되지. 다시 20첩을 사용하게 되면 대변이 심한 설사가 안되고, 얼굴 위의 반창이 약간 나아지게 되며, 손과 다리 힘이 좀 늘게 되지. 또 20첩을 사용하게 하면 그 병이 완쾌하게 되지.

8	수지초흑반창병(手指焦黑瘢瘡病)
	열다한소가고대(熱多寒少加藁大)

아　들 : 태음인이 물 한 대접을 마시고 오줌도 한 대접 눌 때 처방은 어떠합니까?

아버지 : 이 병은 소양인의 소갈(消渴)이 아니라 태음인의 조열(燥熱)이니 주의해서 관찰해야 한다. 이 증세에 장중경의 신기환(腎氣丸)을 써서는 안되며 마땅히 열다한소탕(熱多寒少湯)에다 고본(藁本)과 대황을 가해서 써야 하지.

9	조열음일수반이(燥熱飮一溲反二)
	열다한소가고대(熱多寒少加藁大)

아　들 : 태음인으로 물을 많이 먹는 자는 빨리 치료를 해주어야 하겠습니다.

아버지 : 그렇지. 무릇 조열병이란 심하면 물 한 대접을 마시고 오줌 두 대접을 누게 되고, 더욱 심하면 고치기 어렵다. 태음인으로 변비가 되고 소변의 양이 많은 것 같으며 물을 많이 먹는 자는 빨리 약을 써서 예방해야 하지.

아　들 : 조열증은 고치기 어려운 병입니까?

아버지 : 그렇지 않지. 이 병은 본디 사치와 향락을 일삼아 욕심의 불길이 밖으로 치달아서 간열(肝熱)이 크게 성하고 폐가 마른 데에 원인이 있지. 무슨 병이든지 병자는 그 마음을 공경하며 욕심의 불을 끄고 안정하며 마음을 착하게 가진 후, 백일이면 낫지 않는 병이 없을 것이며, 2백일이면 완쾌되지 않는 사람이 없을 것이야.

아　들 : 남자가 30세 전후 활동이 활발해야 할 시기에 진기(眞氣)가 오히려 부족할 때 처방은 어떠합니까?

아버지 : 이런 사람은 천품(天稟: 선천적 타고난 기품)이 허약한 것이고 후천적으로 허약해서 그런 것이 아니다. 선천적인 원기를 북돋아주고 수기(水氣)를 끌어올리고 화기(火氣)를 내리게 한다면 모든 병이 생기지 않을 것이야. 흔히 수승화강(水升火降)이라 하는데, 신장의 수기를 위로 올라오게 하고 심장의 화기를 아래로 내려가게 하는 것을 말하지. 유·불·선 수도의 기본이기도 하지. 이 증세에 마땅히 흑원단(黑元丹)이나 공진단(拱辰丹)을 쓸 것이나, 당귀, 산수유가 모두 보잘것없는 약재로서 약의 힘이 완전치 못하니 완전한 효력을 거두려 한다면 공진흑원단(拱辰黑元丹)이나 녹용대보탕(鹿茸大補湯)을 써야 하지.

10	진기유겁품부약(眞氣猶怯稟賦弱)
	공진흑원녹용탕(拱辰黑元鹿茸湯)

아　들 : 말씀 잘 들었습니다.

사•상•의•학

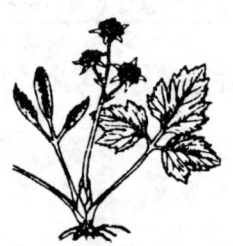

• 호황련 •
미나리 아재비과에 딸린
여러해살이풀.
성질이 매우 차고 열로 인한 골증
骨蒸과 도한盜汗·안질眼疾·치질
등에 약으로 쓰임.

16. 태음인(太陰人) 범론(泛論)

　내 동생이 어릴 때 끓는 물에 데인 적이 있다. 동네 어른들이 소주를 부어라 해서 소주를 사용하여 화기(火氣)를 빼낸 뒤 목숨을 건진 일이 있다. 화상에 민간요법으로는 감자를 껍질 채 갈아서 붙이거나, 소나무 껍질을 태워서 가루 내어 참기름에 반죽하여 바른다.

아　들 : 태음인이 밥 먹은 후 **비만증(痞滿證)**이 있고 다리에 힘이 없을 때 처방은 어떠합니까?
아버지 : 비만증이란 가슴과 배가 부르고 속이 답답하며 숨이 가쁜 증세를 말함이지. 이 증세에는 공진흑원단(拱辰黑元丹), 녹용대보탕(鹿茸大補湯), 태음조위탕(太陰調胃湯), 조위승청탕(調胃升淸湯)을 써야 하지.

1	식후비만증(食後痞滿證)
	각퇴역무력(脚腿亦無力)

2	공진흑원단(拱辰黑元丹)
	녹용대보탕(鹿茸大補湯)
3	태음조위탕(太陰調胃湯)
	조위승청탕(調胃升淸湯)

아 들 : 태음인에게 **설사**가 있을 때 처방은 어떠합니까 ?
아버지 : 겉한증[表寒證] 설사에는 마땅히 태음조위탕을 써야 하지.

4	표한설사증(表寒泄瀉證)
	태음조위탕(太陰調胃湯)

겉열증[表熱證] 설사에는 마땅히 갈근나복자탕(葛根蘿葍子湯)을 써야 하지.

5	표열설사증(表熱泄瀉證)
	갈근나복탕(葛根蘿葍湯)

아 들 : 태음인의 증세에 **해수병**(咳嗽病)이 있을 때 처방은 어떠합니까 ?
아버지 : 해수병이란 고뿔 따위로 연거푸 기침을 하는 증세를 말함이지. 이 증세에는 마땅히 태음조위탕, 녹용대보탕, 공진흑원단을 써야 한다. 요즘 양의학으로 말하면 급성 및 만성 기관지염이지.

6	해수유삼방(咳嗽有三方)
	태음조위탕(太陰調胃湯)
7	녹용대보탕(鹿茸大補湯)
	공진흑원단(拱辰黑元丹)

아　들 : 태음인의 증세에 **효천병(哮喘病)**이 있을 때 처방은 어떠합니까?

아버지 : 효천병은 양의학으로 말하면 기관지 천식이지. 기관지에 경련이 일어나는 병으로 기관지성 천식과 심장성 천식이 있지. 두 경우가 다 호흡 곤란을 일으키고 심할 때에는 얼굴이 창백하며, 잠을 잘 수가 없고, 일어나 앉아 호흡해야 하는 병이야. 이 증세는 중증이므로 마땅히 마황정천탕(麻黃定喘湯)을 써야 하지.

8	효천태중증(哮喘太重證)
	마황정천탕(麻黃定喘湯)

아　들 : 태음인의 증세에 **흉복통병(胸腹痛病 : 가슴, 배가 아픈 병)**이 있을 때, 처방은 어떠합니까?

아버지 : 이 증세는 위험한 증세이다. 마땅히 마황정통탕(麻黃定痛湯)을 써야 하지.

9	복통위급증(腹痛危急證)
	마황정통탕(麻黃定痛湯)

아　들 : 태음인 어린아이가 **십여 차례 수없이** 설사를 하게 되면 어떤 처방을 해야 합니까?

아버지 : 이 아이는 반드시 **만경풍(慢驚風)**을 일으키게 되지. 만경풍이란 어린아이가 설사를 오래 하거나 열이 심하게 오르게 되면 일어나는데, 뇌막염(腦膜炎)성 질환을 말하지. 얼른 보기에는 곧 숨이 넘어가는 것만 같은 증세이지. 여기에는 마땅히 **보폐원탕(補肺元湯)**을 써서 만경풍을 예방해야 하지.

10	설사발만풍(泄瀉發慢風)
	의용보폐탕(宜用補肺湯)

아　들 : 태음인의 **복창부종병(腹脹浮腫病)**에 어떤 처방을 해야 합니까?

아버지 : 복창부종병이란 배가 딴딴하고 온몸에 부증이 생기며, 대·소변이 거의 불통되는 증세이지. 이 증세에는 건률제조탕(乾栗蠐螬湯)을 써야 하지. 이 병은 극히 위험한 증세로 열에 아홉은 죽는 병이야. 비록 약을 써서 병이 낫더라도 3년 안에 재발하지 않은 뒤에야 살았다고 할 수 있지. 사치와 향락을 경계하고 욕심을 금하며, 3년 안에는 공경하는 마음과 몸을 다스림에 신중해야 한다. 또한 먹는 것도 주의해야 하며 이 병을 낫게 하는 것은 반드시 환자에게 있지.

아　들 : 살아날 수 있는 방도는 없습니까?

아버지 : 태음인에게 부종이 생긴 뒤에 다스리려 한다면, 열이면 아홉은 죽게 되지. 태음인으로서 노심초사하고 여러 번 계획한 일이 이루어지지 않게 되면 설사를 자주하고 이질(痢疾)을 오

래 앓고, 혹 임질(淋疾: 임균으로 말미암아 생기는 성병, 감염 후 2~3일이 되면 오줌 눌 때 아프고 요도에서 분비물이 생김)에 걸려 소변이 순하지 못하거나 식후에 비만증이 생기기도 하고, 다리에 힘이 없는 등 증세가 생긴다. 이는 모두 부종의 전조로서 이미 중하고 위험한 병을 이루고 있는 것이지. **이때에 부종을 걱정해서 욕심의 불을 끄고, 그 마음을 공경하면서 약을 복용하여 다스려야 할 것이다.**

11	구설리혹임비만(久泄痢或淋痞滿)
	각무력계부종병(脚無力戒浮腫病)

아　들 : 태음인의 증세에 몽설병(夢泄病)이 있는데, 이는 어떻게 다스립니까?

아버지 : 잠이 들어 자다가 정액이 배설되는 증세를 몽설병이라 하는데, 한 달에 3, 4회 일어나는 자는 몸과 마음이 몹시 쇠약해진 증상(허로: 虛勞)의 중증이다. 대변이 하루 변비가 되면 마땅히 열다한소탕에다 대황을 1전을 가하고, 대변이 매일 굳지 않으면 대황을 빼고 용골(龍骨)을 넣어 치료해야 하지. 또 혹 공진흑원단이나 녹용대보탕을 쓰기도 하지.

12	몽설허로병(夢泄虛勞病)
	열다한소탕(熱多寒少湯)
13	변비가대황(便秘加大黃)
	불비가용골(不秘加龍骨)

14	공진흑원단(拱辰黑元丹)
	녹용대보탕(鹿茸大補湯)

아　들 : 이 병이 생기게 된 이유는 어디에 있습니까?

아버지 : 이 병은 계획하는 것이 너무나 많고 골똘히 생각하는 데서 생기게 되지.

아　들 : 태음인의 증세에 졸중풍병(卒中風病)이 있을 경우 처방은 어떠합니까?

아버지 : 졸중풍이란 뇌출혈로 별안간 졸도하는 병을 말하지. 증세에 따라 두 가지 처방이 있다. **가슴이 꽉 막혀서 숨막히는 소리가 들리고 눈을 똑바로 뜨는 자에게는 과체산(瓜蔕散)을 써야 하며, 손과 발에 경련이 일어나고 눈을 감는 자에게는 우황청심환(牛黃淸心丸)**을 써야 하지.

아　들 : 평상시 얼굴색으로서 졸중풍을 살필 수 있습니까?

아버지 : 원래 얼굴빛이 누르고 붉고 검은 자는 흔히 눈을 똑바로 뜨고, 얼굴빛이 푸르고 흰 자는 흔히 눈을 감게 되지. 얼굴빛이 푸르고 희면서 눈을 감는 자가 수족에 경련을 일으키면, 이는 병증이 위급한 것이다. 반드시 경련이 일어나기를 기다릴 것 없이, 본디 얼굴빛이 푸르고 흰 사람으로서 눈을 감고 있음을 발견했을 때는 급하게 청심환(淸心丸)을 써야 하지. 고방 청심환(古方淸心丸)도 마찬가지로 신기한 효험이 있지.

15	중풍유이종(中風有二種)
	급발역급사(急發亦急死)

16	면색황적자(面色黃赤者)
	목증흉억격(目瞪胸臆格)
17	면색청백자(面色淸白者)
	안합수족련(眼合手足攣)
18	목증과체산(目瞪瓜蔕散)
	안합청심환(眼合淸心丸)

아　들：눈을 뜬 것과 감은 것으로 병의 가볍고 무거움을 알 수 있습니까?

아버지：눈을 똑바로 뜨는 자는 또한 병이 급하게 발생해서 좀 늦게 죽고, 눈을 감은 자는 병이 급하게 발생해서 급하게 죽게 되지. 그러나 눈을 똑바로 뜨는 자라도 늦다는 것을 논하지 말고 급하게 다스려야 하지.

아　들：우황청심환이 없을 경우 어떻게 해야 합니까?

아버지：원지(遠志), 석창포(石菖蒲)를 가루로 만들어 각 한 전씩을 입 안에 넣어주는 동시에, 조각말(皂角末) 3분을 콧속에다 불어 넣으면 된다.

19	안합원지창포말(眼合遠志菖蒲末)
	조각삼분취입비(皂角三分吹入鼻)

아　들：태음인의 중풍과 소양인, 소음인의 중풍은 어떻게 해야 합니까?

아버지 : 중풍에 손과 발이 경련을 일으키고 목이 뻣뻣하면 위험한 것이지. 곁의 사람이 두 손으로 병자의 두 손목을 잡아 두 어깨를 좌우로 요동시키고, 또 병자의 두 발목을 잡아 두 다리를 굴신(屈伸)시켜야 하지. 태음인 중풍에는 어깨와 다리를 움직이는 것이 좋은 것이다. 소양인 중풍에는 병자의 수족을 요동시켜서는 안되며, 사람을 안아 일으켜 앉혀서도 안되지. 소음인 중풍에는 곁의 사람이 병자를 안아 일으켜 앉히는 것은 좋으나 두 어깨를 요동시켜서는 안되지. 그리고 손과 발을 주무르는 것이 좋다.

20	태음중풍의요동(太陰中風宜撓動)
	소양중풍대기요(少陽中風大忌撓)
21	소음중풍기좌가(少陰中風起坐可)
	불가요견마수족(不可撓肩摩手足)

아 들 : 중독(中毒)이 되어서 구토와 설사가 일어났을 때 어떤 약을 써야 합니까?
아버지 : 마땅히 사향(麝香)을 써야 하지.

22	중독토사증(中毒吐瀉證)
	의용사향산(宜用麝香散)

아 들 : 오늘 말씀 잘 들었습니다.

17. 태음인(太陰人) 처방(處方)

 이 장에서는 장중경의 상한론 중에 태음인의 병을 경험해서 만든 약방문 4가지, 당·송·명 3대 의가들의 저술 중에서 태음인의 병에 경험한 중요한 약 9가지, 새로 정한 태음인의 병에 응용하는 중요한 약 24가지를 적는다.

1. 장중경의 상한론 중에 태음인의 병을 경험해서 만든 약방문 4가지

아　들 : **마황탕(麻黃湯)** 을 만드는 약재는 무엇입니까?
아버지 : 마황 3전, 계지 2전, 감초 6분, 행인 10개, 생강 3쪽, 대추 2개로 만들지.
아　들 : **계마각반탕(桂麻各半湯)** 을 만드는 약재는 무엇입니까?
아버지 : 마황 1전 5분, 백작약(百芍藥), 계지, 행인 각 1전, 감초 7분, 생강 3쪽, 대추 2개로 만들지.
아　들 : **조위승기탕(調胃承氣湯)** 을 만드는 약재는 무엇입니까?
아버지 : 대황 4전, 망초(芒硝) 2전, 감초 1전으로 만들지.

아　들 : 대시호탕(大柴胡湯)을 만드는 약재는 무엇이며, 어떤 병을 다스립니까?

아버지 : 시호 4전, 황금, 백작약 각 2전 5분, 대황 2전, 지실 1전 5분으로 만들지. 이 약들은 **소양증(少陽證)에서 양명증(陽明證)으로 바뀔 때, 신열이 나고 오한은 없으나 도리어 오한과 오열(惡熱)이 나고, 대변이 굳고 소변은 붉으며, 헛소리를 하고 배가 부르고 조열(潮熱)이 나는 증세**를 치료하지.

2. 당·송·명 3대 의가들의 저술 중에서 태음인의 병에 경험한 중요한 약 9가지

아　들 : 석창포원지산(石菖蒲遠志散)을 만드는 약재는 무엇이며, 어떤 병을 다스립니까?

아버지 : 석창포, 원지로 만들고, 이 약들을 가루로 만들어 한 번에 1전씩 하루에 세 번 술로 먹게 한다. 이 약은 **귀와 눈을 총명하게 해준다**. 이 처방은 손사막의 〈천금요방(千金要方)〉에서 나온 것이야.

아　들 : 조중탕(調中湯)을 만드는 약재는 무엇이며, 어떤 병을 다스립니까?

아버지 : 대황 1전 5분, 황금, 길경, 갈근, 백출, 백작약, 적복령, 고본, 감초 각 1전으로 만들지. 이 방문은 주굉(朱肱)의 〈활인서(活人書)〉에서 나온 것으로 **여름에 조해서 생긴 역질(疫疾)에 입이 마르고 목이 막히는 데 쓰면 된다**. 이제 다시 생각해 보면 마땅히 백작약, 백출, 복령, 감초는 빼야 하지.

아　들 : 흑노환(黑奴丸)을 만드는 약재는 무엇이며, 어떤 병을 다스

립니까?

아버지 : 마황, 대황 각 2냥, 황금, 부저매(釜底煤), 망초, 조돌묵(竈突墨), 양상진(樑上塵), 소맥노(小麥奴) 각 1냥으로 만들지. 이 약들을 가루로 해서 꿀로 환약을 만든다. 크기를 탄알만큼씩 해서 한 번에 한 알씩 새로 길어온 물에 먹게 한다. 약을 먹으면 잠시 동안 몸이 떨리다가 땀이 나면서 풀린다. 이 방문은 주굉의 〈활인서〉 속에서 나온 것으로, **양독증(陽毒證)이나 괴상한(壞傷寒)**을 의원이 고치지 못해서 정신과 기백(氣魄)이 이미 말랐으나 명치 밑에 아직 따뜻한 기운이 있을 때 입을 벌리고 약을 흘려 넘기면 즉시 살아나게 되지. 이 처방을 다시 생각해 보면 마땅히 망초는 빼야 한다.

아 들 : 생맥산(生脈散)을 만드는 약재는 무엇이며, 어떤 병을 다스립니까?

아버지 : 맥문동 2전, 인삼, 오미자 각 1전으로 만들지. **여름철에 숭늉 대신 마시면, 사람으로 하여금 기운이 솟아나게 하지.** 이 방문은 이천의 〈의학입문〉에서 나온 것이지. 이때에는 필히 인삼을 빼야 할 것이야.

아 들 : 저근피환(樗根皮丸)을 만드는 약재는 무엇이며, 어떤 병을 다스립니까?

아버지 : 저근백피(樗根白皮)로 만들지. 이것을 가루로 만들어 술과 풀로 환약을 만든다. 이 방문은 이천의 〈의학입문〉에서 나온 것으로, **몽설(夢泄)을 치료하지. 이 약은 성질이 차기 때문에 조할 때는 단방(單方)으로 써서는 안되지.**

아 들 : **이성구고환(二聖救苦丸)**을 만드는 약재는 무엇이며, 어떤 병을 다스립니까?

아버지 : 대황 4냥, 저아조각(猪牙皂角) 2냥을 가루로 만들어 밀풀로 환약을 만든다. 녹두알 크기로 해서 한 번에 50∼70개를 먹게 하면 즉시 땀이 나는데, 땀이 나기만 하면 몸이 풀리는 징조라 할 수 있다. 이 방문은 공신의 〈만병회춘〉에서 나온 것으로 **유행성 온역(瘟疫)**을 치료하지.

아 들 : 갈근해기탕(葛根解肌湯)을 만드는 약재는 무엇이며, 어떤 병을 다스립니까?

아버지 : 갈근, 승마, 황금, 길경, 백지(白芷), 시호, 백작약, 강활, 석고 각 1전, 감초 5분으로 만들지. 이 방문은 공신의 〈의감〉에서 나온 것으로 **양명병(陽明病)에 눈알이 아프고 코가 말라서 누워 있지 못하는** 데에 사용하지. 이제 다시 생각해 보면 마땅히 시호, 작약, 강활, 석고, 감초는 빼야 하지.

아 들 : 우황청심환(牛黃淸心丸)을 만드는 약재는 무엇이며, 어떤 병을 다스립니까?

아버지 : 산약 7전, 감초초(甘草炒) 5전, 인삼, 포황초(蒲黃炒), 신국초(神麴炒) 각 2전 5분, 서각(犀角) 2전, 대두황권초(大豆黃卷炒), 육계, 아교초 각 1전 5분, 백작약, 맥문동, 황금, 당귀, 백출, 방풍, 주사수비(朱砂水飛) 각 1전 5분, 시호, 길경, 행인, 백복령, 천궁 각 2전 3분, 우황 1전 2분, 영양각, 용뇌, 사향 각 1전, 웅황(雄黃) 8분, 백렴(白斂), 건강포 각 7분, 금박(金箔) 140박, 대추 20개로 만들지. 이 중에서 금박 40박은 환약 겉에 입히는 데 쓰고 대추 20개는 쪄서 씨는 버리고 살만을 갈아서 고(膏)를 만든다. 다른 약들은 가루로 만들어 대추로 만든 고와 함께 섞어서 꿀로 반죽을 하여, 1냥씩을 가지고 따뜻한 물로 먹게 한다. 이 방문은 공신의 〈의감〉에서

나온 것으로 졸중풍으로 인사불성이 되어 목구멍에 가래가 끓고, 정신이 혼미하여 말이 어색하고, 입과 눈이 비뚤어지고, 손과 발을 마음대로 움직이지 못하는 등의 증세에 사용되지. 다시 생각해 보면 마땅히 백출, 인삼, 감초, 신국, 육계, 아교, 백작약, 당귀, 천궁, 건강, 대추, 꿀, 시호, 백복령, 웅황, 주사는 빼야 하지.

아　들 : 마황정천탕(麻黃定喘湯)을 만드는 약재는 무엇이며, 어떤 병을 다스립니까?

아버지 : 마황 3전, 행인 1전 5분, 황금, 반하, 상백피(桑白皮), 소자(蘇子), 관동화(款冬花), 감초 각 1전, 백과(白果) 21개로 만들지. 백과는 껍질을 벗겨 가지고 노랗게 볶는다. 황색가 〈黃色歌〉에 이렇게 말했다. 「모든 병에는 원래 약 방문이 있는 것, 코 골고 숨찬 병이 제일 어려우니, 병자가 이 선단약(仙丹藥)만 만난다면, 먹은 뒤에 바야흐로 정천탕임을 알리라」 했다. 이 방문은 공신의 〈만병회춘〉에서 나온 것으로 **효천증(哮喘證)을 다스리는** 신효한 방문이지. 이제 이 방문을 다시 생각해 보면 마땅히 반하, 소자, 감초는 빼야 하지.

3. 새로 정한 태음인의 병에 응용하는 중요한 약 24가지

아　들 : **태음조위탕(太陰調胃湯)**을 만드는 약재는 무엇입니까?

아버지 : 의이인, 건률 각 3전, 나복자 2전, 오미자, 맥문동, 석창포, 길경, 마황 각 1전으로 만들지.

아　들 : **갈근해기탕(葛根解肌湯)**을 만드는 약재는 무엇입니까?

아버지 : 갈근 3전, 황금, 고본 각 1전 5분, 길경, 승마, 백지 각 1전으

로 만들지.

아　들 : **조위승청탕(調胃升淸湯)**을 만드는 약재는 무엇입니까?

아버지 : 의이인, 건률 각 3전, 나복자 1전 5분, 마황, 길경, 맥문동, 오미자, 석창포, 원지, 천문동, 산조인, 용안육 각 1전으로 만들지.

아　들 : **청심연자탕(淸心蓮子湯)**을 만드는 약재는 무엇입니까?

아버지 : 연자육, 산약 각 2전, 천문동, 맥문동, 원지, 석창포, 산조인, 용안육, 백자인, 황금, 나복자 각 1전, 감국화 3분으로 만들지.

아　들 : **마황정천탕(麻黃定喘湯)**을 만드는 약재는 무엇입니까?

아버지 : 마황 3전, 행인 1전 5분, 황금, 나복자, 상백피, 길경, 맥문동, 관동화 각 1전, 백과(白果)를 불에 볶아서 누렇게 만든 것 21개로 만들지.

아　들 : **마황정통탕(麻黃定痛湯)**을 만드는 약재는 무엇입니까?

아버지 : 의이인 3전, 마황, 나복자 각 2전, 행인, 석창포, 길경, 맥문동, 오미자, 사군자, 용안육, 백자인 각 1전, 건률 7개로 만들지.

아　들 : **열다한소탕(熱多寒少湯)**을 만드는 약재는 무엇입니까?

아버지 : 갈근 4전, 황금, 고본 각 2전, 나복자, 길경, 승마, 백지 각 1전으로 만들지.

아　들 : **한다열소탕(寒多熱少湯)**을 만드는 약재는 무엇입니까?

아버지 : 의이인 3전, 나복자 2전, 맥문동, 길경, 황금, 행인, 마황 각 1전, 건률 7개로 만들지.

아　들 : **갈근승기탕(葛根承氣湯)**을 만드는 약재는 무엇입니까?

아버지 : 갈근 4전, 황금, 대황 각 2전, 승마, 길경, 백지 1전으로 만들

지. 이 방문에 대황 2전을 가입하면 **갈근대승기탕(葛根大承氣湯)**이 되고, 대황 1전을 빼면 **갈근소승기탕(葛根小承氣湯)**이 되지.

아 들 : **조리폐원탕(調理肺元湯)**을 만드는 약재는 무엇입니까?

아버지 : 맥문동, 길경, 의이인 각 2전, 황금, 마황, 나복자 각 1전으로 만들지.

아 들 : **마황발표탕(麻黃發表湯)**을 만드는 약재는 무엇입니까?

아버지 : 길경 3전, 마황 1전 5분, 맥문동, 황금, 행인 각 1전으로 만들지.

아 들 : **보폐원탕(補肺元湯)**을 만드는 약재는 무엇입니까?

아버지 : 맥문동 3전, 길경 2전 5분, 오미자 1전으로 만들지. 여기에 산약, 의이인, 나복자 각 1전을 가입하면 더욱 좋지.

아 들 : **녹용대보탕(鹿茸大補湯)**을 만드는 약재는 무엇이며, 어떤 병을 다스립니까?

아버지 : 녹용 2, 3 또는 4전, 맥문동, 의이인 각 1전 5분, 산약, 천문동, 오미자, 행인, 마황 각 1전으로 만들지. 이 약은 **허약한 사람의 표증(表症)과 한증(寒證)**이 많은 사람에게 사용하지.

아 들 : **공진흑원단(拱辰黑元丹)**을 만드는 약재는 무엇이며, 어떤 병을 다스립니까?

아버지 : 녹용 4, 5 또는 6냥, 산약, 천문동 각 4냥, 제조 1, 2냥, 사향 5전으로 만든 후, 오매육(烏梅肉)을 삶아서 고(膏)를 만든 후, 이것을 위의 약가루와 반죽해서 오동나무 열매 크기만큼씩 환약을 만들어 한 번에 50~70개씩 더운 물이나 소주(燒酒)로 먹게 하지. **허약한 사람에게 이증(裏症)이 많은 데 사용하지.**

아　들 : **조각대황탕(皂角大黃湯)**을 만드는 약재는 무엇입니까?
아버지 : 승마, 갈근 각 3전, 대황, 조각 각 1전으로 만들지. 이 약은 3, 4첩 이상을 써서는 안되는데, 승마 3전과 대황, 조각은 모두 약의 힘이 세기 때문이다.
아　들 : **갈근부평탕(葛根浮萍湯)**을 만드는 약재는 무엇이며, 어떤 병을 다스립니까?
아버지 : 갈근 3전, 나복자, 황금 각 2전, 자배부평(紫背浮萍), 대황 각 1전, 제조 10개로 만들지. 이 약은 **부종의 이증(裏症)에 열이 많은 자**에게 사용하지.
아　들 : **건률제조탕(乾栗蠐螬湯)**을 만드는 약재는 무엇이며, 어떤 병을 다스립니까?
아버지 : 건률 백 개, 제조 10개를 달여서 먹기도 하고 혹 구워서 먹기도 하지. 황률과 제조 10개를 가루로 만들어 황률 달인 물에 먹기도 하지. 이 약은 **부종의 표증에 한기(寒氣)가 많은 자**에게 사용하지.
아　들 : **건률저근피탕(乾栗樗根皮湯)**을 만드는 약재는 무엇이며, 어떤 병을 다스립니까?
아버지 : 건률 1냥, 저근백피 3, 4 또는 5전으로 만들며, **이질을 다스리지**. 탕약으로 먹기도 하고, 혹 환약으로 먹기도 하지. 환으로 지어 먹는데는 단방으로 저근백피 5전을 사용하지.
아　들 : **과체산(瓜蔕散)**을 만드는 약재는 무엇이며, 어떤 병을 다스립니까?
아버지 : 참외꼭지를 누렇게 초(炒)를 해서 가루로 만들어 3~5분을 더운 물에 먹게 한다. 혹 마른 참외꼭지 한 전을 급히 달여서 먹기도 하지. 이 약은 졸중풍(卒中風)을 치료하게 되는데 가

숨에서 꺽꺽하고 막힌 소리가 나거나, 눈을 똑바로 뜨는 자에 게 먹일 것이야. 이 약은 꼭 이런 병, 이런 증세에만 쓰고, 다 른 병·증세에는 써서는 안된다. 흉복통이나 찬 기침, 천식에 는 더욱 사용해서는 안되지. 비록 음식에 체했어도 이 약을 써서는 안되고 다른 약을 써야 하지. 얼굴빛이 푸르고 희면서 본래 한증(寒證)에 표허(表虛)한 자가 졸중풍이 되었으면 마 땅히 웅담산, 우황청심원, 석창포원지산을 써야 하고, 과체산 을 써서는 안됨이야.

아　들 : 웅담산(熊膽散)을 만드는 약재는 무엇입니까?

아버지 : 웅담 3~5분으로 만들며, 이것을 더운 물에 먹게 하면 되지.

아　들 : 사향산(麝香散)을 만드는 약재는 무엇입니까?

아버지 : 사향 3~5분으로 만들며, 더운 물이나 혹은 더운 술에 먹게 한다.

아　들 : 석창포원지산(石菖蒲遠志散)을 만드는 약재는 무엇입니까?

아버지 : 원지말(遠志末) 1전, 석창포말 1전, 저아조각말 3분으로 만 들며, 이 약을 더운 물에 먹게 한다. 혹은 원지말과 창포말을 더운 물에 먹고, 조각말은 코에 불어 넣기도 하지.

아　들 : 맥문동원지산(麥門冬遠志散)을 만드는 약재는 무엇입니까?

아버지 : 맥문동 3전, 원지, 석창포 각 1전, 오미자 5분으로 만들지.

아　들 : 우황청심원(牛黃淸心元)을 만드는 약재는 무엇입니까?

아버지 : 산약 7전, 포황초 2전 5분, 서각 2전, 대두황권초 1전 5분, 맥 문동, 황금 각 1전 5분, 길경, 행인 각 1전 3분, 우황 1전 2분, 영양각, 용뇌, 사향 각 1전, 백렴 7분, 금박 70박으로 만든다. 금박 20박은 환약의 겉을 입히는 데 쓴다. 오매(烏梅) 20개 를 쪄서 살을 갈아 고(膏)를 만든다. 위에 있는 약들을 가루

로 만들어 오매고(烏梅膏)와 반죽해서, 1냥으로 환약 20개를 만들고 금박을 입힌다. 이것을 한 알씩 더운 물에 먹게 하면 되지.

아　들 : 태음인의 약재 사용에 주의해야 할 점은 무엇입니까？

아버지 : 행인은 씨가 둘인 것은 버리고, 껍질과 뾰족한 데를 없앤다. 맥문동과 원지는 심(心)을 떼고, 백과, 황률은 껍질을 벗겨야 한다. 대황은 술에 찌기도 하고, 혹 생으로 쓰기도 하지. 녹용, 조각은 우유에 삶고 산조인, 행인, 백과는 초(炒)해서 사용해야 하지.

아　들 : 말씀 잘 들었습니다.

18. 태양인(太陽人) 외감요척병론(外感腰脊病論)

아　들 : 해역(解㑊)이란 무엇입니까?
아버지 : 해역이란 상반신은 튼튼하나 하반신이 해역이 되어 다리 힘으로 걸어다닐 수 없는 것을 말하지. 이 증세는 다리가 마비되거나 붓고 아픈 증세가 없고, 다리 힘이 심하게 약한 것도 아니지. 이것이 이른바 약한 것 같으나 약하지 않고, 건강한 것 같으나 건강하지 않은 것으로 요척(腰脊)에서 생긴 병이지.

1	해역하체해(解㑊下體解)
	각력불능행(脚力不能行)

아　들 : 해역증이 있는 사람에게 꼭 살펴보아야 할 증세는 무엇입니까?
아버지 : 해역증이 있는 사람은 반드시 큰 오한(惡寒)이나 열이 나는 것, 또는 온몸이 아픈 것 같은 증세가 없는 것이다. 이 점을

살펴야 하지. 태양인이 만일 큰 오한이나 발열(發熱) 또는 온 몸이 아픈 증세가 있다면, 이는 요척의 표기(表氣)가 충실한 것이니 그 병은 다스리기가 쉽고, 그 사람 또한 튼튼한 상태이지.

2	약유신체통(若有身體痛)
	기인역완건(其人亦完健)

아 들 : 해역증에 처방은 어떠합니까?

아버지 : 이 증세는 태양인의 요척병(腰脊病)이니 매우 중한 증세이지. 반드시 깊이 슬퍼함을 경계해야 하며, 크게 성내는 것을 멀리하고 마음을 맑게 해서 안정을 얻은 뒤에야 병이 나을 수 있지. 이 증세는 마땅히 오가피장척탕(五加皮壯脊湯)을 써야 한다.

3	계애원노수청정(戒哀遠怒修淸定)
	당용오가장척탕(當用五加壯脊湯)

19. 태양인(太陽人) 내촉소장병론(內觸小腸病論)

아　들 : 태양인의 병증 중에 **열격(噎膈)**이란 어떤 증세를 말합니까?
아버지 : 목구멍 가까운 곳이 건조하면, 물은 넘길 수 있어도 음식은 넘기기 어려우며, 넘긴다 해도 또한 많지를 못한데 이를 열(噎)이라 한다. 또 위(胃)에 가까운 곳이 건조하면, 비록 음식을 넘긴다 해도 전부 위 속으로 들여보내기 어려워서 얼마 아니 되어 도로 토해 내는 것을 격(膈)이라 하지.

1	열격위완고(噎膈胃脘枯)
	식물난입구(食物難入口)

아　들 : **반위(反胃)**란 어떤 증세를 말합니까?
아버지 : 아침에 먹은 것을 저녁에 토하고 저녁에 먹은 것을 아침에 토하는 것을 반위라고 하지. 이 토하는 것은 먹은 것을 전부 토하는 것이 아니라, 받아들여지지 아니해서 위(胃)의 윗입구에 남아 있던 것이 어느 정도의 시간이 흐른 뒤에 저절로 토

아　　들 : 해져 나오는 것이지. 결국 반위도 열격으로 취급할 수 있지.

아　　들 : 열격과 반위를 양의학적으로 말하면 어떻게 됩니까?

아버지 : 열격은 식도암(食道癌), 반위는 위암의 일종으로 말할 수 있겠지.

아　　들 : 열격의 증세에 꼭 관찰해야 할 증세는 무엇입니까?

아버지 : 열격이란 위완(胃脘 : 식도)의 열격이며, 반위란 위(胃) 입구의 열격이니 같은 증세이지. **열격의 증세가 있는 자는 복통, 장명(腸鳴 : 창자 속에서 소리가 나는 것.) 설사, 이질 등의 증세가 없다.** 태양인이 만일 복통, 장명, 설사, 이질 등의 증세가 있다면 이는 소장(小腸)의 속기(裏氣)가 충실한 것이니, 이 병은 다스리기 쉬우며 이 사람은 또한 선천적으로 튼튼한 사람이지.

2	약유설사증(若有泄瀉證)
	기인역완건(其人亦完健)

아　　들 : 열격, 반위를 다스리는 처방은 어떠합니까?

아버지 : 이 증세는 태양인의 소장병(小腸病)이니 매우 중한 증세이지. 반드시 크게 성내는 것을 멀리하고, 기름진 음식을 끊은 뒤에야 병이 나을 수 있지. 이 증세에는 마땅히 미후등식장탕(獼猴藤植腸湯)을 써야 하지.

3	필원진노단후미(必遠嗔怒斷厚味)
	당용미후식장탕(當用獼猴植腸湯)

아　들 : 해역(解㑊)과 열격(噎膈)의 관계는 어떠합니까?
아버지 : 해역이나 열격은 모두 중증이며, 중증 가운데서도 가벼움과 무거움이 있다. 해역이 있으나 열격이 없다면 이는 해역의 가벼운 증세이며, 열격이 있으면서 해역이 없다면 이는 열격의 가벼운 증세이다. 만일 해역에다 열격을 겸했거나 열격에 해역을 겸했다면 위험한 증세이지.
아　들 : 태양인의 해역과 열격을 예사로운 병으로 보는 이유는 어디에 있습니까?
아버지 : 이 두 증세는 죽음 가까이에 이르기 전에는 기거와 음식 먹는 것이 보통 사람과 같아서 반드시 쉽게 생각하고 예사 병으로 보기 때문에 위태로운 지경에 이르게 되지. 동무 선생님은 태양인의 장부를 타고나서 열격을 얻어 6, 7년간 구역질을 하며 입에서 침과 거품을 흘렸었는데, 수십 년에 걸쳐 섭생(攝生)을 하고서야 요절을 면하였다. 치료방법을 한 마디로 얘기하면 크게 성내는 것을 멀리하는 것이다.
아　들 : 태양인의 성품이 병과 관련이 있습니까?
아버지 : 태양인은 의리가 굳세나 지조는 약하다. 의리가 굳세면 위완의 기운이 위로 올라가서 흩어지는 것이 너무 지나치므로 넘어서게 되고, 지조가 약하면 소장의 기운이 중초(中焦)에 붙잡혀서 흡수작용을 못하게 되어 굶주리게 되니 이 병이 열격, 반위가 되는 것이지.
아　들 : 열격, 반위가 왜 태양인의 병으로 간주됩니까?
아버지 : 소양인이 구토가 있으면 반드시 크게 열이 있고, 소음인이 구토가 있으면 반드시 크게 한기(寒氣)가 있으며, 태음인이 구토가 있으면 반드시 병이 낫게 되지. 열격, 반위의 증세는 한

기도 없고 열도 없으며, 실한 것도 아니요, 허한 것도 아니니 태양인의 병증이지.

아 들 : 해역이 왜 소음, 소양, 태음인의 병이 아님을 알 수 있습니까?

아버지 : 해역이란 윗몸은 튼튼하고 아랫몸이 해역이 된 것이지. 종아리가 저리어서 잘 걷지 못하는 것을 말함이지. 만약 소음, 소양, 태음인이 이런 증세가 있다면 다른 증세와 겹칠 것이다.

아 들 : 태양인의 열격병과 해역병 중 어떤 병이 더 위험한 증세입니까?

아버지 : 태양인의 열격병은 해역병보다 훨씬 중해서 분노하는 마음의 상하는 바가 슬퍼하는 마음의 상하는 것보다 중한 것이지. 태양인의 슬퍼하는 마음이 깊으면 겉기[表氣]를 상하고, 분노하는 마음이 폭발하면 이기(裏氣)를 상하게 하니 결국 해역, 열격 모두 마음을 다스려야 하지.

아 들 : 감정의 치우침과 소양, 소음, 태음인의 관계는 어떠합니까?

아버지 : 소양인의 분노하는 감정은 입, 방광의 기(氣)를 상하게 하고, 슬퍼하는 감정은 신장, 대장의 기를 상하게 하지. 소음인의 즐거워하는 감정은 눈, 등성마루의 기를 상하게 하고, 기뻐하는 감정은 비(脾), 위(胃)의 기를 상하게 하지. 태음인의 기뻐하는 감정은 귀, 목덜미의 기를 상하게 하고, 즐거워하는 감정은 폐와 위완(胃脘)의 기를 상하게 하지. 이는 전에 모두 얘기한 내용이지.

아 들 : 태양인의 정상적인 대·소변은 어떠합니까?

아버지 : 태양인의 대변은 첫째 묽어야 하고, 둘째 덩어리가 크며 양이 많아야 하지. 소변은 첫째 양이 많아야 하고, 둘째 자주 보아

야 하지.
아　들 : 태양인의 정상적인 얼굴빛은 어떠합니까?
아버지 : 얼굴빛은 마땅히 희어야 하고 검어서는 안되지. 살은 말라야 하고 살이 쪄서는 안되지.
아　들 : 그 외 주의 사항은 어떠합니까?
아버지 : 태양인의 명치 밑에 덩어리가 있어선 안되지. 덩어리가 작으면 병이 가벼운 것이며 그 덩어리도 쉽게 풀리나, 덩어리가 크면 병이 중한 것이며 덩어리도 풀리기 어렵지.
아　들 : 말씀 잘 들었습니다.

사•상•의•학

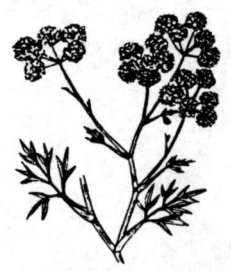

• 방풍나물 •
미나리과에 딸린 세해살이풀.
한방에서 황백색의 말린 뿌리를
'방풍'이라 하여 약재로 씀.
고뿔·풍병 등에 쓰임.

20. 태양인(太陽人) 처방(處方)

태양인은 수도 작을 뿐더러 처방도 적다. 본초에 실린 태양인 병 경험 단방 10종과 이천, 공신의 경험 단방 2종, 새로 정한 태양인에 응용하는 2가지가 있다.

1. 본초(本草)에 실린 태양인 병 경험 단방 10종

아 들 : 오가피(五加皮)는 어떤 병을 다스립니까?
아버지 : 오가피는 두 다리가 저리고 아프며 골절이 오그라들어 앉은
    뱅이가 된 것을 다스리고, 어린애가 세 살에도 걷지 못하는
    데 이 약을 먹이면 걷게 되지.
아 들 : 소나무 마디(송절 : 松節)는 어떤 병을 다스립니까?
아버지 : 다리에 힘이 없는 증세를 고치지.
아 들 : 목과(木瓜)는 어떤 병을 다스립니까?
아버지 : 구역을 중지시키며 달여서 마시는 것이 가장 좋지.
아 들 : 포도근(葡萄根)은 어떤 병을 다스립니까?

아버지 : **구역과 딸꾹질을 멎게 하는데**, 진하게 달여 조금씩 마시는게 가장 좋지.
아 들 : 미후도(獼猴桃)는 어떤 병을 다스립니까?
아버지 : **열에 막혀 반위증(反胃證)이 된 것을 다스리며**, 생즙을 마신다. 등(藤)의 즙은 몹시 미끄러워 주로 위가 막히고 구역질이 나는데 사용하며, 달여서 즙을 먹게 하는 것이 가장 좋지. 미후도란 다래를 말함이야.
아 들 : 노근(蘆根)은 어떤 병을 다스립니까?
아버지 : 노근은 **헛구역질, 목이 잠긴 증세, 오열(五噎), 번민** 등을 다스리지. 오열이란 신경성 열격증을 말하지. 노근 5냥을 물에 달여서 한 되(一升)쯤 되면 한 번에 다 마시게 한다. 서 되(三升)를 넘지 않아서 곧 나을 것이야.
아 들 : 방합(蚌蛤 : 대합조개)은 어떤 병을 다스립니까?
아버지 : **반위(反胃), 음식물을 토하는 증세**를 치료하지.
아 들 : 붕어는 어떤 병을 다스립니까?
아버지 : **반위증(反胃證)**을 다스리지.
아 들 : 순나물을 붕어와 함께 국을 끓여서 먹게 되면 어떤 병을 다스립니까?
아버지 : **반위, 소화불량** 등의 증세를 고치고 **구역질을 멎게** 해주지.
아 들 : 메밀은 어떤 역할을 합니까?
아버지 : 메밀은 장과 위를 튼튼하게 하고 기력(氣力)을 도와주지.

2. 이천, 공신의 경험 단방 2가지

아 들 : 저두강(杵頭糠 : 절굿공이에 묻은 겨)은 이천이 경험한 약인데,

　　　　　이는 무엇을 다스립니까?
아버지 : 주로 **열격증, 소화불량, 목구멍이 막힌 것**을 다스리지. 고운 겨 1냥을 흰 죽을 타서 먹게 하면 된다.
아　들 : **공신의 방합(대합조개)**은 어떤 병을 다스립니까?
아버지 : **반위증**을 다스리지.

3. 새로 정한 태양인 병에 응용하는 2가지 처방

아　들 : **오가피장척탕(五加皮壯脊湯)**을 만드는 약재는 무엇이며, 어떤 증세를 다스립니까?
아버지 : 오가피 4전, 목과, 청송절(靑松節) 각 2전, 포도근, 노근, 앵도육 각 1전, 교액미 반 숟가락으로 만들며, 청송절이 구하기 어려우면 좋은 솔잎으로 대신해도 좋지. 이는 **표증(表證)**을 다스리지.
아　들 : **미후등식장탕(獼猴藤植腸湯)**을 만드는 약재는 무엇이며, 어떤 증세를 다스립니까?
아버지 : 미후도 4전, 목과, 포도근 각 2전, 노근, 앵도육, 오가피, 송화 각 1전, 저두강 반 숟가락으로 만들며, 미후도가 없으면 등(藤)으로 대신해도 되지. 이 약은 **이증(裏證)**을 다스린다.
아　들 : 태양인에게 맞는 먹을 것은 무엇입니까?
아버지 : 채소나 과일의 종류는 맑고 담박하므로 모두 간(肝)의 약이 되지. 조개류도 또한 간을 보(補)한다.
아　들 : 왜 태양인 약은 적습니까?
아버지 : 약의 경험이 넓지 못함은 병의 경험이 넓지 못하기 때문인데, 태양인의 수가 드물기 때문에 처방도 적지. 하지만 의학을 공

부하는 이는 오가피장척탕, 미후등식장탕을 응용하여 태양인의 병을 다스릴 수 있도록 해야겠지.
아　들 : 말씀 잘 들었습니다.

21. 광제설(廣濟說)

광제란 널리 세상 사람을 구제한다는 말이다.

아　들 : 사람을 나이에 따라 어떻게 나눕니까?
아버지 : 1～16세까지를 유년(幼年), 17～32세까지를 소년(少年), 33～48세까지를 장년(壯年), 49～64세까지를 노년(老年)이라고 하지.
아　들 : 나이와 계절을 비유하면 어떠합니까?
아버지 : 사람이 유년시절에는 듣고 보기를 좋아하여 사랑하고 공경할 줄 알아서 봄에 돋아나는 새싹과 같고, 소년은 용맹을 좋아하고 사방으로 치달으며 싸워 이기기를 좋아하니 마치 여름에 자라는 나무와 같고, 장년은 사람을 사귀기 좋아하며 옳게 꾸미고 정리를 하는 것이 마치 가을에 익은 열매와 곡식을 걷어들이는 것과 같고, 노년은 계책(計策)을 좋아하며 능히 비밀을 지키니 겨울에 감추어 두는 뿌리와 같은 것이지.
아　들 : 나이에 따라 어떤 이를 호걸(豪傑)이라 합니까?

아버지 : 어릴 때부터 글 읽기와 글씨 쓰기를 좋아하는 자는 곧 유년의 호걸이요, 소년때부터 어른을 잘 공경할 줄 아는 자는 곧 소년의 호걸이요, 장년에 능히 널리 사람을 사랑하는 자는 곧 장년의 호걸이요, 노년에 착하고 쓸만한 사람을 보전할 줄 아는 자는 노년의 호걸이지. 좋은 재능을 가지고 있으면서 또 매우 착한 마음씨를 가진 자는 진정한 호걸이요, 좋은 재능은 있으나 착한 마음씨가 넉넉하지 못한 자는 재능만이 있을 따름이지.

아 들 : 나이에 따라 주위 가족들의 역할은 어떠합니까?

아버지 : 유년기에 나이가 7, 8세 전에 보고 듣는 것이 아직 미흡하므로 희로애락이 굳어져 통하지 못해서 병이 생기는 것이니 자애로운 어머니는 이를 보호해야 한다. 소년기에 나이 24~25세쯤 되어서는 용맹이 아직 완전하지 못하기 때문에 희로애락이 번거러워지면, 병이 되는 것이니, 지혜로운 아버지와 유능한 형이 보호해 주어야 하지. 장년기 38, 39세쯤에 마음이 굳고 통하지 못하면, 어진 아우와 착한 벗들이 도와주어야 하지. 노년으로 56, 57세쯤에는 효자와 효성스러운 손자들이 보호해야 하지.

아 들 : 착한 사람과 악한 사람의 기운은 어떠합니까?

아버지 : 착한 사람의 집에는 반드시 착한 사람들이 모이고, 악한 사람의 집에는 반드시 악한 사람들이 모이게 되지. 착한 사람이 많이 모이면 착한 사람의 장기(臟氣)가 활동하고, 악한 사람이 많이 모이면 악한 사람의 심기(心氣)가 왕성해지게 되지. 술과 여색과 돈과 권세를 좋아하는 집에는 악한 사람이 많이 모여듦으로 그 집의 효자, 효부가 모두 병이 들게 되지.

아 들 : 권세와 재물을 좋아하는 자의 집이 왜 망하게 됩니까?
아버지 : 요즘 우리나라 실정을 보아 이런 도덕적 교훈이 통할지는 의문이야. 정녕 안타까운 일이야. 권세를 좋아하는 집에는 붕당(朋黨: 당파 또는 파벌)이 이루어지나니 그 집을 망하게 만드는 것은 붕당이고, 재물을 좋아하는 집에는 자손이 교만하고 어리석은 법이니 그 집을 망하게 만드는 것은 자손들이지. 무릇 너는 이 점을 명심하여 도와 덕을 닦는 데 힘을 쏟아야 할 것이야.
아 들 : 명심하겠습니다. 사람의 집에 무릇 일이 이루어지지 않고 질병이 계속해서 생기는 경우가 있는데 그건 왜입니까?
아버지 : 이는 선과 악이 싸우는 것이니 바른 마음을 내지 못하면 그 집이 망하게 되지. 오직 밝게 깨달은 자비로운 아버지와 효자만이 이에 대처하는 방법이 있을 것이고, 이런 덕을 가진 집에는 악한 기운이 접근할 수 없지.
아 들 : 마음의 치우침과 수명은 어떤 관계가 있습니까?
아버지 : 교만하고 사치를 하게 되면 수(壽)를 감소시키게 되고, 게으르면 수를 감소시키게 되고, 편벽되고 조급하면 수를 감소시키게 되고, 욕심을 탐하게 되면 수를 감소시키게 되지.
아 들 : 마음을 다스리지 못하면 어떠한 탐욕이 생기게 됩니까?
아버지 : 사람됨이 교만하고 사치스러우면 반드시 사치와 여색을 탐하게 되고, 사람됨이 게으르면 반드시 술과 먹을 것을 탐하게 되고, 사람됨이 편벽되고 조급하면 반드시 권력을 다투게 되고, 사람됨이 탐욕스러우면 재물 때문에 죽게 된다.
아 들 : **어떻게 하면 장수할 수 있겠습니까?**
아버지 : 일을 무리하게 하지 아니하고 손쉽게 하고, 절약하는 생활을

하면 장수하게 되지[簡約]. 부지런하여 자기 직업에 성실하면 장수를 얻게 되지[勤勉]. 자신의 마음을 경계하면 장수하게 되지[警戒]. 듣고 보고서 깨달아 아는 것이 많게 되면 장수를 얻게 되지[見聞].

아　들 : 마음을 다스리게 되면 어떤 욕심을 막을 수 있겠습니까?

아버지 : 사람됨이 일을 손쉽게 하고 절약하는 성품을 가진 이는 여색을 멀리하게 되고, 사람됨이 부지런하면 반드시 술과 음식을 절제할 수 있고, 사람됨이 마음을 경계할 줄 알면 반드시 권세를 피하게 되고, 사람됨이 깨달아 아는 것이 많게 되면 재물을 탐하지 않는다.

아　들 : 사람이 자기 할 바를 못하게 되는 원인은 무엇입니까?

아버지 : 거처(居處)가 황폐하여 처량하게 된 것은 여색 때문이요, 세상을 살아감에 있어 몸가짐이 용렬하고 어리석은 것은 술 때문이요, 마음을 씀이 번거롭고 어지러운 것은 권세 때문이요, 사무(事務)에 혼란을 가져오는 것은 재물에 욕심이 지나치기 때문이지.

아　들 : 어떻게 하면 이 치우치기 쉬운 것을 바로 다스릴 수 있겠습니까?

아버지 : 절로 들어가는 것이 최선의 길이 아님이 여기에 있다. 절에서 도를 닦는 것도 또한 밝은 일이지.
　　　　 착하고 어질고 얌전한 여자를 공경한다면 여색에 있어 바른 도에 맞는 것이고,
　　　　 어진 친구를 사랑한다면 술로써 밝은 덕을 이룰 것이고,
　　　　 어진 이를 높인다면 권세를 얻어 올바른 정치를 할 수 있을 것이고,

가난한 백성들을 보호하여 주면 재물이 제구실을 하게 될 것이다.

아 들 : 주(酒)·색(色)·재(財)·권(權)이 개인의 장수와 요절 외에 국가 장래와 관계가 있습니까?

아버지 : 물론이지. 지금 우리나라를 보라. 개인은 사업상, 인간 관계상 술을 찾는 경우가 많고, 또 성품이 방탕하여 색을 밝히는 자와 이를 부추기는 자들이 정도인 것처럼 행세하고, 나라의 정치는 권력 쟁취를 위해 더럽디 더러운 짓들을 하고, 대기업은 자기 이익을 위해 중소기업이나 국민 다수를 생각지도 않는다. 통탄할 노릇이다. 장차 세계의 주역으로 21세기를 이끌어 갈 나라에서 어찌하란 말인가? **주·색·재·권은 한 몸의 장수와 요절 외에 한 집안의 화복(禍福)이 매여 있고, 천하의 잘 다스려지는 것과 어지러워지는 것이 여기에 있지.** 내 눈에 잘하고 있는 것은 12시 이후 유흥업소의 영업을 못하게 한 점이지. 주·색·재·권을 잘 다스려 중용의 길에 어긋나지 않게 된다면 단군시대나 요순시대를 이룰 수 있지. 언제 그 시대가 올까? 과연 신·불타·예수는 무엇을 생각하고 있을까? 본질적으로 이 시대의 모든 우리 개개인은 앞으로 올 사람들에 대해 내가 어른이다 라고 얘기할 수 있을까? 너에게 거는 기대가 크다.

아 들 : 명심하겠습니다. 방금 전에 말씀하신 간약(簡約), 근면(勤勉), 경계(警戒), 견문(見聞)의 네 가지와 수명과의 관계를 한 번 더 강조하면 어떠합니까?

아버지 : 이 네 가지 모두 이루게 되면 자연히 최고로 많은 나이를 살 수 있고, 세 가지를 이루면 다음의 나이를 살 수 있고, 두 가

지를 이룬 이는 마음을 공경하면 어느 정도 수를 얻고 그렇지 못하면 일찍 죽게 되지.

아　들 : 음식과 재물이 창자와 뼈에 어떤 영향을 미칩니까?

아버지 : 삼가 몸과 마음을 공경하면 반드시 장수하고, 거만하고 게으르면 일찍 죽게 됨을 한 번 더 강조하자. 또 부지런하고 삼가하면 반드시 장수하고, 허세를 부리고 탐욕을 하면 반드시 일찍 죽게 되지. 주린 자의 창자가 먹는 것을 얻기에 급하면 창자의 기운이 흩어질 것이요, 가난한 자의 뼈가 재물을 얻는 데에 급하다면 뼈의 힘이 없어지게 될 것이야.

배가 주릴지라도 마음을 편히하고 천천히 먹게 되면 창자의 기운이 충실할 것이고, 비록 가난하게 살지라도 마음을 편안히 하면 뼈의 힘이 유지될 것이다.

아　들 : 음식 · 의복 · 근력(筋力) · 재물을 어떻게 다스려야 합니까?

아버지 : 음식은 능히 주림을 참아 견딜 수 있을 만큼씩 먹을 것이고 배부름을 탐하지 않는 것으로써 다스려야 하고, 몸에 입는 옷은 능히 추위를 참을 정도로 해서 더운 것을 탐하지 않는 것으로써 마음을 다스려야 하고, 근육은 능히 부지런히 일해서 놀고 지낼 생각을 않는 것으로써 마음을 다스려야 하고, 재물은 진실되게 얻어야 하고 구차하게 얻는 것을 탐하지 않음으로써 마음을 다스려야 하지.

아　들 : 사는 지역과 종사하는 일에 따라 재난을 받게 됨은 어떠합니까?

아버지 : 산골짝 사람은 견문(見聞)이 없음으로 재난을 당하게 되고, 도시에 사는 사람은 일을 손쉽게 하는 것과 절약하는 생활을 하지 않으면 근심과 재난을 당하게 되고, 농사를 짓는 사람은

부지런하지 않으면 재난을 당하게 되고, 글을 읽는 사람이 자기를 경계하지 못하고 편견을 고집하면 재난으로 불행하게 되지.

아　들 : 어떻게 하면 수(壽)의 복을 누리게 됩니까?

아버지 : 산골짝 사람은 마땅히 듣고 보고 식견을 넓혀야 하는 것이니, 만약 듣고 보고 깨달은 것이 많게 되면 수를 누리게 되지. 도시에 살고 있는 사람들은 일을 손쉽게 하고 절약을 해야 하는 것이니, 그렇게 한다면 장수하게 될 것이다. 농사를 짓는 사람들은 부지런해야 하니, 부지런하다면 장수하게 될 것이다. 글 읽는 선비들은 마음을 경계하여 편견을 버려야 하니, 그렇게 한다면 장수하게 될 것이다.

아　들 : 상황에 따라 부족하기 쉬운 품성을 잘 다스리는 이는 어떠합니까?

아버지 : 곧 산골짜기의 뛰어난 인물이 되고, 도시에서 뛰어난 인물이 되고, 시골의 뛰어난 인물이 되고, 선비 중에 뛰어난 인물이 되지.

아　들 : 의심되는 바가 있습니다. 농부는 원래 가장 힘써 일해서 부지런한 자인데 어찌해서 부지런하지 않다고 하십니까?

아버지 : 농부는 1~3천 평의 논밭을 잘 다스리지 못할까 봐 걱정하는 것이 부지런함이니, 선비가 나라에 대해 걱정하는 것과 자기 마음을 닦지 못할까 봐 걱정하는 것에 비교하면 농부가 부지런하지 않은 것이지.

아　들 : 선비란 원래 글을 읽어서 마음을 경계하는 자인데 어찌해서 경계하지 않는다고 하십니까?

아버지 : 선비가 책을 읽음으로 해서 많은 이들이 자기를 높여 자랑하

는 어리석음을 범하지만, 농부는 글자를 읽을 줄 모르기 때문에 성인의 말을 한마디만 들어도 가슴에 새겨 잊지 아니하는 것이지. 이러니 선비를 농부에 비하면 마음을 잘 다스리지 못하는 자이다.

아 들 : 그러면 농부나 선비가 어떻게 행해야 합니까?

아버지 : **농부는 글자를 익히는 데 부지런해야 하고, 선비는 힘써 일하는 습성을 길러야 하지.** 그러면 재능과 성품이 부드럽고 착실해져 장기(臟氣)도 굳세고 단단해질 것이다.

아 들 : 교만하고 사치하는 자의 마음에 대해 좀더 설명해 주십시오.

아버지 : 교만하고 사치하는 자는 서민적 생활을 업신여겨 보고, 세상 사람들을 가볍게 여기지. 보고 생각하는 것이 교만하여 사람들이 생활을 꾸려가는데 얼마나 고생을 하는지 모르고, 재물을 다스리는 방법도 모르지. 매일 여색에 빠져서 죽을 때까지 뉘우치지 못하는 것이지.

아 들 : 게으른 자의 마음은 어떠합니까?

아버지 : 그 마음은 거칠고 매우 사나워서 작은 것을 쌓아올릴 생각은 하지 않고 매일 허황된 꿈에만 사로잡혀 있지. 대개 그 마음이 부지런한 것을 매우 꺼려해서 그 몸을 술에 빠지게 하니, 이는 부지런한 것을 피하려는 돌머리에서 나온 생각이지. 무릇 **게으른 자는 술을 탐하는 것이 대부분이니, 술을 탐하는 자를 본다면 그 사람이 게으른 자로서 마음가짐이 거칠고 사납다는 것을 알 수 있지.**

아 들 : 「술의 독은 창자를 마르게 하고, 여색의 수고로움은 정력을 고갈시킨다.」라고 흔히 말하는데, 근본적 이유는 어디에 있습니까?

아버지 : 술을 탐하는 자는 그 몸을 부지런하게 하기를 싫어서 걱정이 산과 같고, 여색을 좋아하는 자는 깊이 그 여자를 사랑해서 걱정이 칼날과 같은 것이다. 온갖 근심, 걱정이 술의 독과 여색의 수고로움과 함께 그 사람의 기운을 해치므로 죽게 되는 것이지.

아 들 : 세상 사람들의 인연은 어떠합니까?

아버지 : 예외도 있지만, 정신이 빠지고 포악한 남자는 음탕한 여자를 사랑하고, 음탕한 여자는 여색에 정신이 빠진 남자를 사랑하게 되지. 어리석고 미련한 남자는 질투가 많은 여자를 사랑하고, 질투가 많은 여자는 어리석은 남자를 사랑하게 되지. 음탕한 여자와 질투 많은 여자는 군자의 배필이 될 수가 없지.

아 들 : 사람의 집안에 질병이 계속되고 죽음이 뒤를 이으며, 자손이 어리석고 재물이 흩어지는 것은 어떤 이유에서입니까?

아버지 : 이는 어리석은 남자와 질투가 많은 여자가 어진 이를 미워하며, 그의 재능을 미워하는 데에서 생기게 되지.

아 들 : 세상에 경계되는 말씀을 해주십시오.

아버지 : 세상에서 가장 악한 것은 어진 이를 질투하고 유능한 것을 미워하는 것이고, 천하에서 가장 선한 것은 어진 이를 좋아하고 착한 사람을 받드는 것이다. 세상에서 병을 얻는 것도 모두 성현을 질투하고 그의 재능을 미워하는 데서 생기고, 세상에서 병을 다스림도 모두 성현을 좋아하고 착한 사람을 받드는 데 있다. **어진 이를 질투하고 유능한 것을 미워함은 천하의 많은 병(病)이요, 어진 이를 좋아하고 착한 일을 즐겨함은 천하의 큰 약(藥)인 것이다.**

아 들 : 오늘 말씀 잘 들었습니다.

사•상•의•학

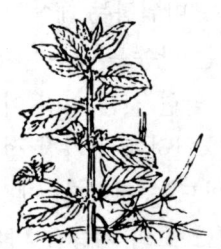

• 박하 •
꿀풀과에 딸린 여러해살이풀.
한방에서 잎을 '박하'라고 하며,
진경鎭痙 · 건위健胃 · 통경通經
따위에 약으로 쓰임.

22. 사상인(四象人) 변증론(辨證論)

여기서는 사상인의 외모와 성격을 다루어 각 사상인을 구별하는 데 목적을 둔다.

아　들 : 각 사상인의 수는 어떠합니까?
아버지 : 한 마을의 인구를 만 명으로 할 때, 태음인은 5천 명, 소양인 3천 명, 소음인은 2천 명이 되고, 태양인은 극히 드물어 한 고을에 3~10명 정도이지. 지금 서울 인구로 볼 때 소음인 수가 태음인 수보다 많아졌다는 자료도 있지. 장소와 시대에 따라 다름을 알아야 한다.
아　들 : 각 사상인의 체형(體形: 몸의 생긴 모습)과 기상(氣象: 사람의 타고난 기운과 형상)은 어떠합니까?
아버지 : 태양인은 목덜미의 기운이 웅장하고, 허리 둘레의 서 있는 자세는 가늘고 약하다. 소양인은 가슴 둘레를 싸고 있는 형세가 웅장하고, 방광의 앉은 자세는 외롭고 약하다. 태음인은 허리 둘레의 서 있는 자세가 웅장하고, 목덜미의 기운이 외롭고 약

하다. 소음인은 방광의 앉은 자세가 웅장하고, 가슴 둘레를 싸고 있는 형세가 외롭고 약하다.

아　들 : 각 사상인의 성질과 재간(才幹)은 어떠합니까?

아버지 : 태양인의 성질은 사리에 밝게 통하는 것(소통: 疏通)에 장점이 있고, 재간은 처음으로 만나는 사람과도 잘 사귀는 능력(교우: 交遇)에 능하다. 소양인의 성질은 굳세고 용감한 장점이 있고, 재간은 사무(事務)처리에 능하다. 태음인의 성질은 일을 성취시키는 데 장점이 있고, 재간은 거처(居處)에 능하여 가정이나 자기 처지를 잘 다스린다. 소음인의 성질은 단정하고 침착한 데 장점이 있고, 재간은 같은 무리와 더불어서 일을 조직하는 데(당여: 黨與)에 능하다.

아　들 : 태양인의 병에 대해 설명해 주시고 어떤 점에 주의해야 합니까?

아버지 : 태양인의 체형은 원래 분간하기 어려운 것이 아니나, 그 수가 드물기 때문에 분간하기가 가장 어려운 것이다. 과단성(果斷性)이 특징이다. 병으로는 열격(噎膈), 반위(反胃), 해역(解㑊) 등 증세가 있어 감별하기 쉬운 것 같으나 **병이 중하고 위험한 지경에 이르기 전에는 별다른 증세가 나타나지 않기 때문에 병이 없는 사람과 같으므로 주의해야 하지. 또 소음인 노인에게도 열증(噎證: 음식물을 도로 토해 냄)이 있으니, 태양인으로 착각해서 다스리는 일이 없도록 해야 하지.**

아　들 : 태양인 여자는 어떠합니까?

아버지 : 이 체형은 건강하고 충실하기는 하나, 간이 작고 옆구리가 좁아서 자궁이 넉넉하지 못하므로 임신을 못하거나 자녀를 많이 낳지 못하지. 그 이치는 가축을 보면 알 수 있지. 둘암소나

둘암말이 체형은 건강하면서도 새끼를 가지지 못하는 이치이지.

아 들 : 소양인을 잘 분간할 수 있습니까?

아버지 : 윗몸이 크고 힘이 있고 아랫몸은 약하다. 그리하여 가슴이 발달되어 있고 발이 작고 가볍게 보인다. 몸가짐이 날래고 용맹을 좋아하며 그 숫자 또한 많으니 사상인 중에서 가장 분간하기 쉽지.

아 들 : 소양인 구별에 주의해야 할 점은 무엇입니까?

아버지 : 소양인 중에 혹 키가 작고 성정이 고요하고 맑아서 겉으로 보기에 소음인과 흡사한 사람이 있지. 그 **병세와 한열(寒熱)을 자세히 살펴서 증세를 판단해야 하며, 소양인을 소음인으로 잘못 알고 다스리는 일이 없도록 해야 하지.**

아 들 : 태음인과 소음인의 체형은 서로 비슷한 데가 있어 판별하기 어렵다고 하셨는데, 어떤 점을 관찰해야 구별할 수 있겠습니까?

아버지 : 병의 증세를 살펴본다면 판단하기 쉽지. 태음인에게 헛땀이 나면 몸이 튼튼하고 건강한 것이고, 소음인에게 헛땀이 나면 그것은 매우 큰 병이지. 태음인이 양(陽)이 강하고 대변이 굳어지면 큰 병이고, 소음인이 양이 강하고 대변이 굳게 되어 나오면 몸이 튼튼하고 건강한 것이지. 태음인에게는 가슴이 울렁거리는 증세가 있고, 소음인은 손과 발이 저리고 떨리는 증세가 있지. 태음인은 눈초리가 위로 당기어 올려지는 증세가 있고, 또 눈동자가 속으로 쑤시는 증세가 있으나, 소음인에게는 이런 증세가 없다. 소음인은 평시 호흡이 고르다가 한번씩 한숨을 쉬는 일이 있고, 태음인은 이와 같이 한숨을 쉬

는 일이 없다. 태음인은 학질에 걸려 오한이 나는 속에서도 찬물을 마실 수 있고, 소음인은 학질에 걸려 오한이 나는 때 찬물을 마시지 못한다. **태음인은 맥이 길면서 긴(緊)하고, 소음인은 맥이 느리면서 약하다.** 태음인은 살이 단단하고 소음인은 살이 부드럽다. 태음인은 용모와 말씨와 동작이 위엄이 있고, 소음인은 용모와 말씨와 동작이 자연스럽고 간략하고 잔재주가 있지.

아　들 : 소음인과 태음인의 체형은 어떠합니까?

아버지 : 소음인의 체형은 키가 작은 것이 보통이지만, 키가 큰 사람도 많이 있다. 태음인의 체형은 키가 큰 것이 보통이지만, 키가 작은 사람도 혹 있다.

아　들 : 태음인의 마음은 어떠합니까?

아버지 : 태음인은 언제나 겁내는 마음이 있다. **겁내는 마음이 고요하게 가라앉고 삶의 길이 안정되면서 바른 성품을 지켜나간다면 도(道)에 이르게 될 것이다.** 겁내는 마음이 더욱 많아지면 마음이 구속을 당해서 물욕에 빠지게 되지. 겁내는 마음이 더 발전되어 **두려워하는 마음에 이른다면 큰 병이 생기는데** 이를 정충증(怔忡證: 가슴이 울렁거리고 두근거림)이라 하지. 정충증이란 태음인의 중증인 것이다.

아　들 : 소양인의 마음은 어떠합니까?

아버지 : 소양인은 언제나 두려워하는 마음이 있지. **두려워하는 마음이 고요하게 가라앉고 삶의 길이 안정되면서 바른 성품을 지켜나간다면 도(道)에 이르게 될 것이다.** 두려워하는 마음이 더욱 많아진다면 물욕에 화를 당하게 되지. 두려워하는 마음이 공포의 마음에 이른다면 큰 병이 생겨서 건망증(健忘症)

이 될 것이다. 건망증이란 소양인의 위험한 증세인 것이다.

아 들 : 소음인의 마음은 어떠합니까?

아버지 : 소음인은 언제나 불안정한 마음이 있다. **불안정한 마음이 고요하게 가라앉는다면 비기(脾氣)가 곧 살아날 것이다.**

아 들 : 태양인의 마음은 어떠합니까?

아버지 : 태양인은 언제나 급박한 마음을 가지고 있다. **급박한 마음이 고요하게 가라앉는다면 간혈(肝血)이 곧 고르게 될 것이다.**

아 들 : 소음인의 중한 병은 어떠합니까?

아버지 : **소음인의 인후병(咽喉病)은 매우 중하면서도 더딘 병이다.** 등한히 생각해서 내버려두면 안되지. 마땅히 삼계팔물탕(蔘桂八物湯)을 써야 하며 혹 노루간, 금사주(金蛇酒)를 쓰기도 하지.

아 들 : 태양인에게 8, 9일 대변이 불통일 때 어떻게 해야 합니까?

아버지 : 위태로운 증세는 아니지만, 마땅히 미후등오가피탕(獼猴藤五加皮湯)을 써야 하지.

아 들 : 각 사상인이 병이 없고 건강함을 어떻게 알 수 있습니까?

아버지 : **태양인이 소변이 많으면 몸이 튼튼하고 병이 없는 것이요, 태음인이 땀이 시원스럽게 나면 몸이 튼튼하고 병이 없는 것이요, 소양인이 대변이 잘 통하면 몸이 튼튼하고 병이 없는 것이요, 소음인이 음식이 잘 소화되면 몸이 튼튼하고 병이 없는 것이지.** 꼭 알아 두거라.

아 들 : 예. 각 사상인의 병 중 조심해야 하는 병은 무엇입니까?

아버지 : 태양인이 열격증(噎膈證)에 걸리게 되면 식도와 기관지의 상초(上焦)가 열려서 마치 바람이 나오는 것같이 되고, 태음인이 이질(痢疾)에 걸리면 소장의 중초(中焦)가 막혀서 마치

안개가 가득히 차고 있는 것처럼 기가 막혀 답답하게 되지. 소양인이 대변이 불통되면 가슴, 명치가 마치 뜨거운 불덩이처럼 되고, 소음인이 설사가 그치지 않으면 배꼽 아래가 반드시 얼음처럼 차가워지지.

아 들 : 약을 사용함에 무엇을 주의해야 합니까?

아버지 : 사람의 체격과 얼굴이 생긴 모양을 자세히 헤아려 생각하고, 의심이 나면 병증을 다시 침착하게 분석하여 의심이 없는 뒤에야 약을 쓸 것이다. 경솔하게 한 첩의 약이라도 중병이나 험증(險證)에다 잘못 쓰는 일이 있어선 안된다. 한 첩의 약이라도 사람을 죽일 수 있기 때문이지.

아 들 : 건강하게 살기 위해서는 어떻게 해야 합니까?

아버지 : 일을 무리하게 하지 말고, 단지 몸과 마음을 크게 피로하게 하지 않으면 되지.

아 들 : 하루 밥 먹는 횟수는 어떠합니까?

아버지 : 사람이 하루에 두 번 먹는 것은 좋으나, 4, 5번 먹어서는 안되지. 또 이미 먹은 뒤에 더 먹어서도 안되지. 이렇게 한다면 장수할 수 있으리라.

아 들 : 마음 다스리는 법에 대해 한 번 더 강조해 주십시오.

아버지 : **태음인은 항상 밖을 살펴서 겁내는 마음을 가라앉혀야 하고, 소양인은 항상 안을 살펴서 두려워하는 마음을 가라앉혀야 하지. 태양인은 한 걸음 물러서서 급박한 마음을 가라앉혀야 하고, 소음인은 한 걸음 앞으로 나아가서 불안정한 마음을 가라앉혀야 하지.**

아 들 : 희·노·애·락을 어떻게 다스립니까?

아버지 : **태양인은 항상 분노하는 마음과 슬퍼하는 마음을 경계해야**

하고, 소양인은 항상 슬퍼하는 마음과 분노하는 마음을 경계
해야 하며, 태음인은 항상 즐거워하는 마음과 기뻐하는 마음
을 경계해야 하고, 소음인은 항상 기뻐하는 마음과 즐거워하
는 마음을 경계해야 하지.

아　들 : 황제내경 속에 사상인에 관한 내용이 있습니까?
아버지 : 내경〈영추(靈樞)〉속에 태소음양오행인론(太少陰陽五行人
　　　　論)이 있긴 하나, 간략하고 대강의 설명일 뿐 장부(臟腑)의
　　　　이치는 깨닫지 못하고 있지.
아　들 : 태음·태양인론은 소양·소음인론에 비해 얻은 바가 적은데
　　　　이는 어찌해야 합니까?
아버지 : 이 학문을 배우는 의학자들이 생각해서 깨우쳐야 하지.
아　들 : 마지막으로 뭇 사람들에게 얘기하고 싶은 바는 무엇입니까?
아버지 : 동무 선생님께서도 말씀하셨지만, 내 건강과 목숨은 나의 손
　　　　에 있지 의사의 손에 있는 것이 아니다. 반드시 의학을 널리
　　　　펴서 집집마다 개개인이 알아야 할 것이다. 또한 마음을 수양
　　　　하는 한민족(韓民族)이 많아져 앞으로 찬란한 시대를 대비해
　　　　야 할 것이다.
아　들 : 지금까지 감사했습니다.
아버지 : 더욱 나아가거라. 너에게 기대가 크다.

〈참고 도서〉

1. 동의사상대전, 박석언, 의도한국사, 1977.
2. 동의사상진료의전, 이태호, 행림출판, 1987.
3. 동의수세보원, 이민수, 을유문화사, 1990.
4. 동의수세보원, 이제마, 행림출판, 1986.

※ 그 외 한국철학과 한의학에 관한 많은 서적과 논문을 참고하였음을 밝혀 둡니다.

아들이 묻고 아버지가 답한
사상의학

1993년 11월 18일 초판발행
2002년 7월 15일 6판발행

원 저 · 이 제 마
편 저 · 허 대 동
만든이 · 김 동 금
만든곳 · 우리출판사
　　　　서울특별시 서대문구 충정로3가 1-38번지
등 록　제9-139호
전 화　(02)313-5047, 5056
팩 스　(02)393-9696

ⓒ 우리출판사

ISBN 89-7561-001-2   03510

* 잘못 만들어진 책은 교환해 드립니다.
값 6,000원